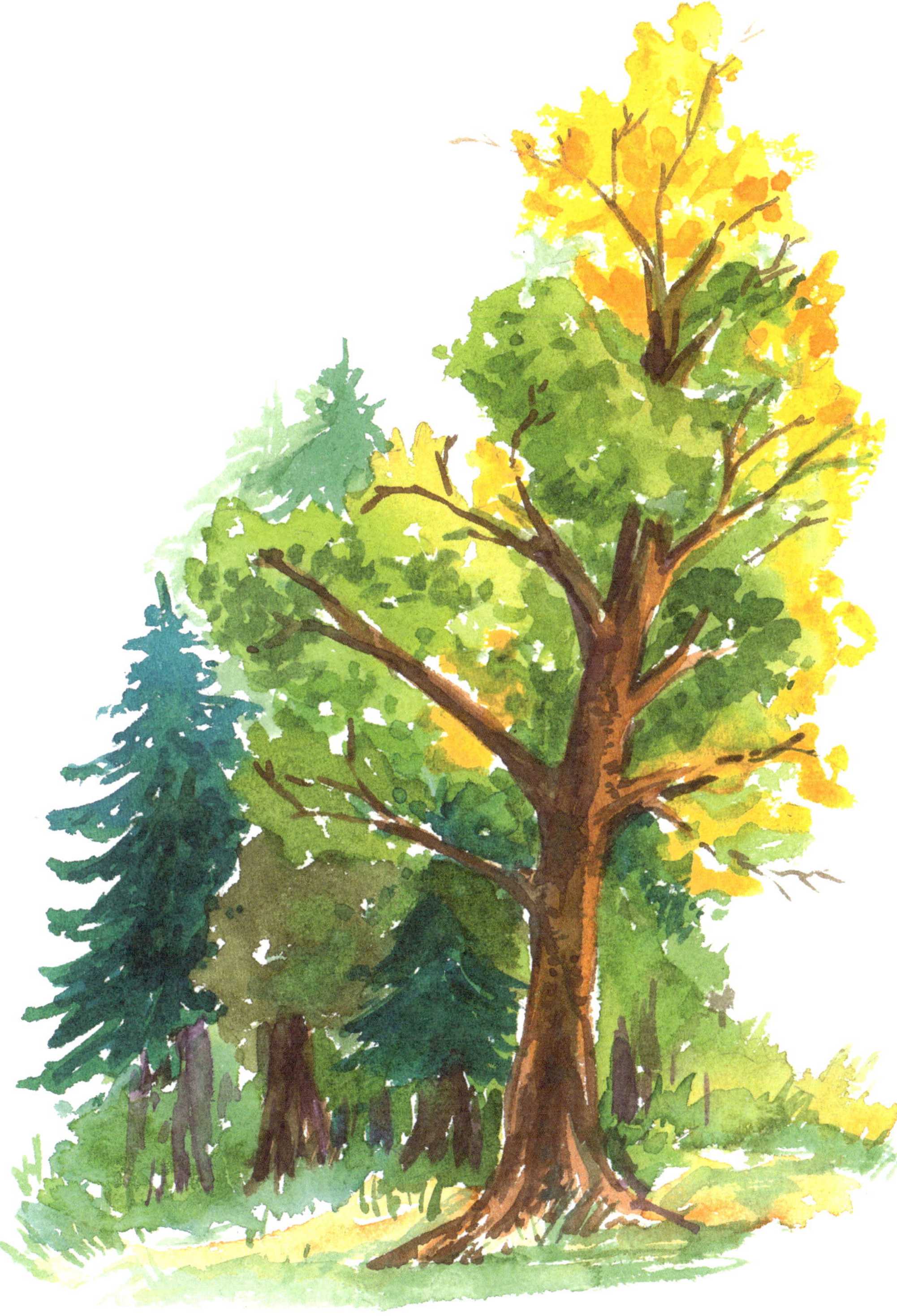

# Es kommt darauf an,

einem Buch im
richtigen Augenblick
zu begegnen.

# INHALT



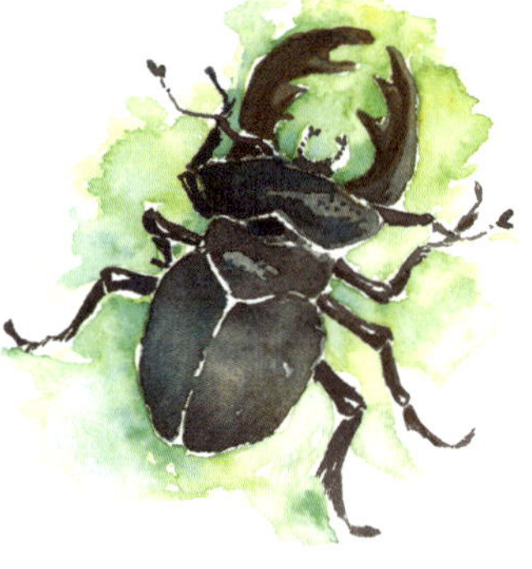

## Übungen



## Erlebnistagebuch





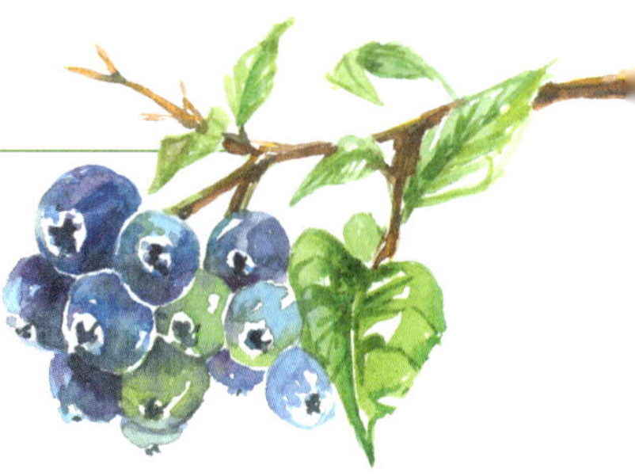

# VORWORT

Waldbaden – eine Begrifflichkeit erobert sich einen festen Platz im großen weiten Feld der Gesundheit und einer ebensolchen Lebensführung. Und das Phänomen, „in die Waldatmosphäre einzutauchen", hält ernsthaften wissenschaftlichen Betrachtungen stand und besitzt demzufolge bereits eine evidente Bedeutung in vielen Fachgebieten der medizinischen Therapie und Prophylaxe. Praktiken des Waldbadens sind Bestandteil der professionellen Methodik einer Vielzahl von Akteuren in unserem Gesundheitssystem inklusive der stark wachsenden Gesundheitsvorsorge. Und Waldbaden wird in der Lage sein, die Anzahl, die professionelle Arbeitsweise und das Zusammenwirken der hier tätigen Kräfte zu ergänzen, zu erweitern und zu festigen.

Auch in Forstkreisen, also der Profession und Kunst, sich wissenschaftlich mit dem Ökosystem Wald und seinen vielseitigen Wirkungen auf Naturhaushalte und menschliche Gesellschaften auseinanderzusetzen, findet das Phänomen Waldbaden neuere Beachtung. Seit langem wird im Rahmen der Themen „Wohlfahrtswirkungen des Waldes" und „Waldfunktionen" erforscht und beschrieben, dass die besondere „Umwelt"-Atmosphäre, die in einem Waldinnenraum entsteht, auch positive Effekte auf den menschlichen Organismus hat. Seit den frühen 1970er Jahren werden auch Waldgebiete mit dem Prädikat „Wälder mit besonderer Bedeutung für die Erholung" räumlich abgegrenzt und genießen einen erhöhten Schutz. Die Frage, welche Wälder sich (besonders) eignen, um in ihnen diese positiven Effekte auf menschliche Organismen zu beobachten, war damit immer verbunden. Sucht Deutschland also den idealen „Gesundheitswald", den „Superwald zum Baden"?

Ausgebildete Förster haben gelernt und sind es gewohnt, die komplexe Vielfalt einer stets einzigartigen Waldnatur mit Fachbegriffen zu beschreiben, abzubilden, zu messen, zu klassifizieren, zu vergleichen, zu werten, zu gewichten, zu strukturieren – immer mit der Absicht, Phänomene zu erklären, zu deuten und sie als gesetzmäßige Zusammenhänge zu beschreiben –auch mit dem Zweck, die Prozesse in dieser Waldnatur im Hinblick auf gewollte Strukturen zielgerichtet zu beeinflussen, zu steuern und zu lenken. Forstwissenschaftliche

Erkenntnisse sind immer auch die Basis für professionelles forstwirtschaftliches Handeln, um dadurch Bedürfnisse zu erfüllen und Interessen zu verfolgen.

Hilft uns dieser Försterblick? Im Moment des „Eintauchens" bietet jeder Wald sicherlich eine für jeden Menschen wahrnehmbare Vielfalt an Bäumen, die eine dreidimensionale Atmosphäre schafft, welche wiederum den eigenen menschlichen Körper in seiner Gänze umgibt. Bäume, die sämtliche Wälder ausmachen, umfassen – wie keine andere Landnutzungsform – einen dreidimensionalen Übergangsraum aus durchwurzeltem Waldboden, Kraut-, Strauch- und Baumschicht sowie der freien Atmosphäre. Dieser Raum ist durchdrungen vom Wachsen, Werden und Vergehen einer Vielzahl von sogleich sichtbaren wie auch latent verborgenen vielfältigen Daseinsformen und all ihren Ausbildungen. Bäume, Pflanzen, Tiere, Pilze, Bakterien – im Prinzip alle derzeit bekannten Lebensformen – finden in diesem langlebigen Ökosystem ihre Nische und interagieren in Form von Stoffaufnahme, -aufbau und -umbau, von Nahrungsketten, Zersetzung, Konkurrenzen wie auch Synergien. Dieses komplexe, mannigfaltige und in jedem Falle zutiefst lebendige Zusammenwirken von „natürlicher Vielfalt" modifiziert in allen Belangen diesen Waldinnenraum. Eine derart überbordende Vielfalt an Strukturen und Prozessen in einer solchen Waldatmosphäre und ihr Zusammenwirken führen dazu, dass schlichtweg alles, was unser Körper mit seinen Sinnen wahrnehmen kann, und alles, was auf ihn über unsere Sinne hinaus einwirkt, also Strahlung, Lichtwellen, Temperatur, Feuchtigkeit, Luftinhaltsstoffe und -bewegungen, Schall usw., eine Ausprägung erfährt, die positive Wirkungen auf unsere körpereigenen physiologischen und psychischen Prozesse entfaltet. Waldatmosphäre tut uns gut, tut jedem menschlichen Organismus gut – sie ist damit gänzlich anders als die Stimmung derjenigen Orte, an denen wir Menschen uns „normalerweise" aufhalten. Und unser wahrnehmender, fühlender, denkender und willentlich handelnder menschlicher Organismus taucht grundsätzlich beim Eintritt in jeden Wald in diese Atmosphäre ein und beginnt selbst mit ihr zu interagieren und sich auszutauschen. Die erkennbaren und vielleicht in Zukunft auch wissenschaftlich messbaren Effekte dieser besonderen Ausprägung von Waldatmosphären erstrecken sich auf viele relevante physiologische und psychische Parameter, mit denen der Gesundheitszustand eines menschlichen Organismus beschrieben, erfasst und bewertet werden kann. Diese Richtgrößen reagieren nahezu ausnahmslos positiv.

Was jeden Wald und den Augenblick, in ihn einzutauchen, so einzigartig und unersetzbar für uns Menschen ausformt, ist einfach das Vorhandensein von Bäumen und was die „Natur" selbst aus jedem von Baumkronen überdachten und nur ein einziges Mal vorhandenen Fleckchen Erde macht. Als Mensch – als dieser wahrnehmende, fühlende, denkende, mit seiner ganz eigenen Vergangenheit behaftete sowie mit Hoffnungen und Erwartungen an seine Zukunft ausgestattete und zu willentlichem Handeln befähigte lebende Organismus – profitiert man beim Eintauchen in diese „besondere vielfältige" Waldatmosphäre unter dem grünen Dach aus Bäumen von diesen Effekten in jedem Fall. Denn wenn diese Umgebung in unserem menschlichen Organismus positive Reaktionen und „damit physiologisches und psycholgisches Wohlfühlen" fördert, dann entsteht Raum, um sich als Mensch und seinen eigenen Körper selbst besser und achtsamer wahrzunehmen. Mit und ohne anleitende professionelle Unterstützung durch Trainer, Coaches, Ärzte ...

Sicherlich lassen sich mit wissenschaftlichen Methoden bestimmte Waldstrukturen finden, die statistisch belegbar für konkrete physiologische oder psychische Effekte primär geeignet sind. Es lassen sich auch Waldformen (re)konstruieren , die von einer Mehrheit der befragten Waldbesucher als besonders passend empfunden und damit als ideale Orte des Waldbadens bezeichnet werden können. Der Schritt zur Zertifizierung von Wäldern und zum Wertstempel „zum Waldbaden geeignet/weniger geeignet/ungeeignet" ist damit greifbar nah. Das erwartbare Idealbild vieler Menschen wird ein strukturreicher, gemischter, ungleichaltriger Wald sein – ein Rausch sichtbarer und fühlbarer Vielfalt und damit der Sinne. Die darstellbaren Gegebenheiten in diesen vielfältigen Wäldern decken sich dabei mit naturschutz- wie auch forstfachlich relevanten Merkmalsausprägungen und beschreiben einen naturnahen, strukturreichen Wald, der noch dazu klimastabiler, resilienter und artenreicher ist. Dies ist nicht erst seit den klimawandelbedingten Waldschäden bekannt. Forstwirtschaftliche und naturschutzfachliche Interessen werden diese komplexen Waldaufbauformen als Lösungen in der Zukunft häufiger relevant werden lassen.

Und trotzdem – jeder Wald ist geeignet, auch der Fichtenreinbestand, um bereits viele Wirkungen und Effekte des „Eintauchens in die Waldatmosphäre" zu erleben. Neben dem Vorhandensein von Bäumen als Voraussetzung sind nur zwei Dinge entscheidend.

Es braucht einen Weg in den Wald, der ein Eintauchen in die Waldatmosphäre möglich macht: anzukommen, sich einzulassen, zu spüren, zu verweilen. Wie lang, wie weit, wie viel Zeit, also Länge und Art eines Weges, eines Pfades, des Sich-Bewegens im Wald, können wieder sehr individuell empfunden werden und sind Bestandteil der eigenen Achtsamkeit oder der jenigen eines professionellen Begleiters. Und es braucht die Abwesenheit von Zivilisationsgeräuschen, sei es Straßenlärm, Motorenlärm, Menschenlärm.

Es ist positiv, wenn jeder Mensch selbst sein Urteil trifft, welcher Wald und welcher Weg darin ihm gefallen wie auch guttun und die er für sich selbst (aus)wählen kann. Platz und Raum in unseren Wäldern, diesem grünen Drittel Deutschlands, in das wir alle ein freies Betretungsrecht genießen, haben wir genug. Dies ist eine große Gunst unseres Landes.

Mit dem Bewusstsein, Besucher in jeder prinzipiell einzigartigen Waldnatur und gleichzeitig Gast zu sein bei einem Waldeigentümer, der Verantwortung für dieses Fleckchen Erde trägt und sich vielfach darum kümmert, Begegnung auf Achtsamkeit und jedwede Augenhöhe – auch gegenüber der Waldatmosphäre. Mit diesem Bewusstsein ist jeder Mensch zu jeder Zeit in jedem betretbaren Wald willkommen und eine Bereicherung in dieser einzigartigen Umgebung. Denn jeder Wald ist es wert, ihn zu schätzen.

**Dr. rer. silv. Stefan Schaffner**
Diplom-Forstwirt univ. und Förster der Bayerischen Forstverwaltung im Bayerischen Wald

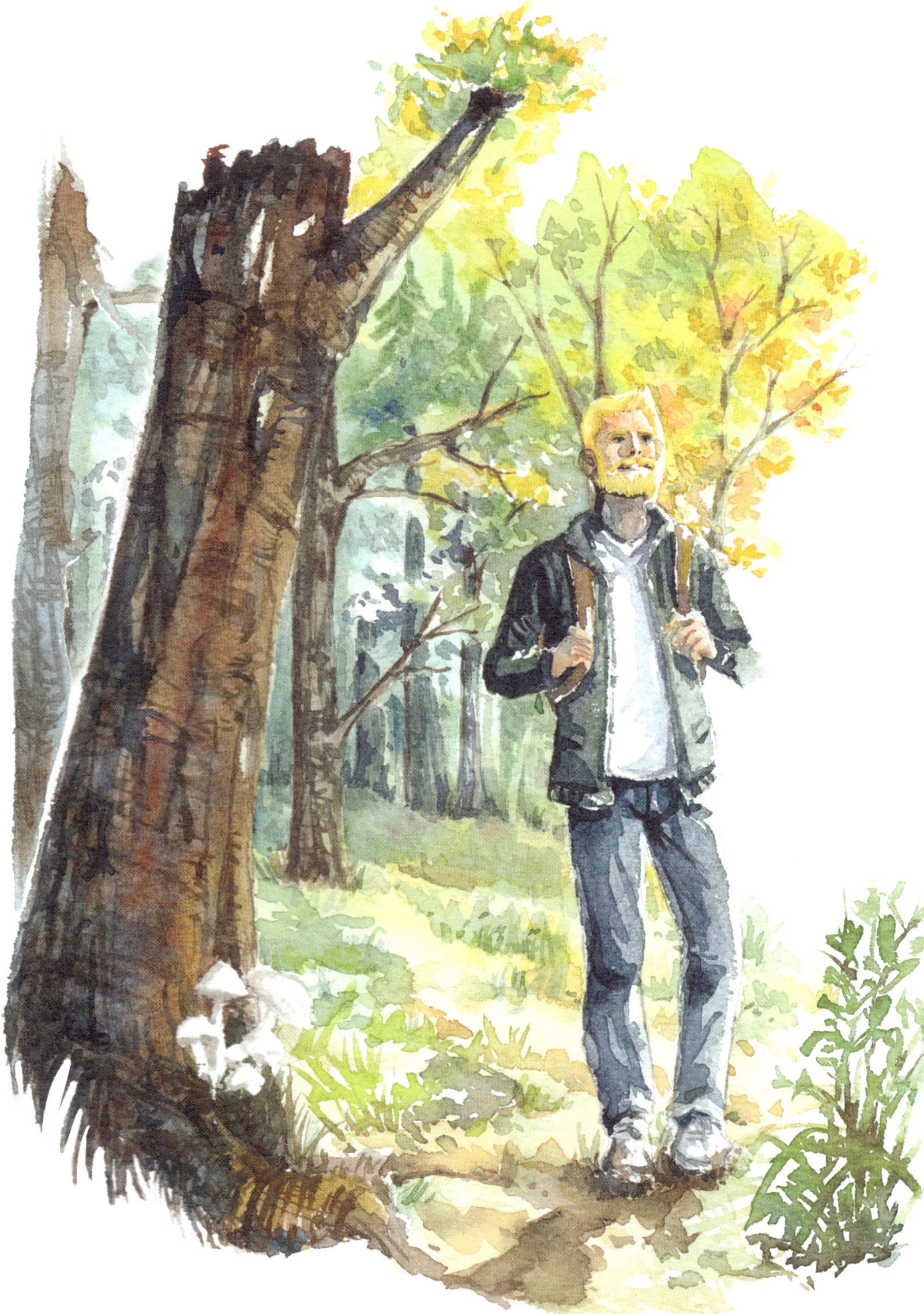

# WIE DU AUS EINEM EINFACHEN WALDSPAZIERGANG EIN WALDBAD MACHST UND WARUM DU DAS TUN SOLLTEST

Der Aufenthalt im Wald ist unumstritten wohltuend für Körper, Geist und Seele. Wir wollen dir hier erklären, wie du erreichen kannst, dass du dich nach einer relativ kurzen Zeit ausgeglichener, entspannter und zufriedener fühlst. Das Geheimnis hinter dieser Praxis heißt Waldbaden. Hier erfährst du, wie du deinen Waldspaziergang optimal gestalten kannst, warum du zum Waldbaden kein Handtuch brauchst und was diesen neuen Trend ausmacht. Wir liefern Impulse für alle, die sich noch nicht sicher sind, ob Waldbaden das Richtige für sie ist. Unsere Anregungen sollen dir helfen, den Wald aus einem neuen Blickwinkel zu betrachten und einer alten Liebe neue Nahrung geben. Denn das, was man liebt, das will man auch schützen.

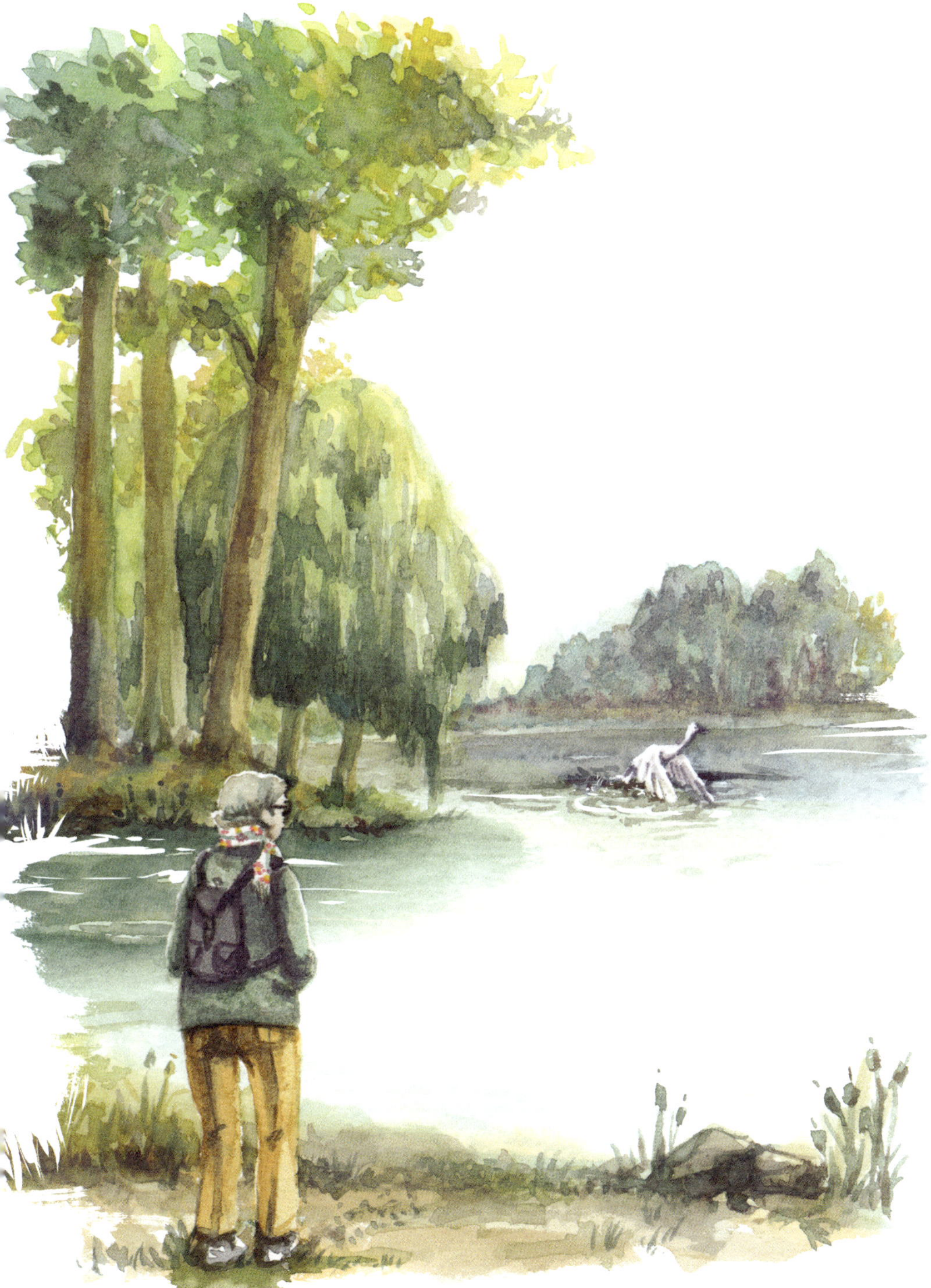

# EINIGE EINFÜHRENDE WORTE ZUM WALDBADEN

Der moderne Begriff des Waldbadens stammt aus dem Japanischen und ist die sinngemäße Übersetzung für den Ausdruck Shinrin-Yoku. Was zuerst wie eine neue Art von Sushi klingt, ist eine Methode, um Stresssymptome zu senken. Genaugenommen hat man bei der Entwicklung des Konzeptes auf etwas zurückgegriffen, was schon lange bekannt ist: Der Aufenthalt im Wald tut uns Menschen einfach gut. Sicher wäre für die meisten eine Bezeichnung wie „Baden in der Atmosphäre des Waldes" weniger irreführend. Inzwischen hat sich aber der Begriff Waldbaden eingebürgert, obwohl noch nicht alle etwas damit anfangen können. Ab und zu passiert es, wenn du erzählen solltest, du würdest Waldbaden gehen, dass dich dein Gegenüber fragen wird: „Nackt?"



Forschungsergebnisse nicht nur aus Japan zeigen eindeutig, wie erholsam der Aufenthalt im Wald ist. Unumstritten sind die Tatsachen, dass der Blutdruck sinkt und sich die Stresshormone in deinem Körper verringern. Außerdem wurde festgestellt, dass sich das Konzentrationsvermögen erhöht und der Schlaf nach einem Waldbad tiefer wird. Alles in allem werden auch die Abwehrkräfte gestärkt. Diese positiven Effekte wurden schon bei einem relativ kurzen Besuch des Waldes festgestellt. Ein Waldbad umfasst im Allgemeinen 2 Stunden. Je länger es dauert, desto größer ist der Effekt. Man geht davon aus, dass ein ganzes Wochenende in der Natur dem Immunsystem einen Auftrieb verpasst, der einen Monat anhält.

Bei der Ausarbeitung der Kriterien für das moderne Waldbaden fasste man zwei Punkte ins Auge. Einmal ging es darum, ein sanftes und auf seine Art ökologisches Gegenmittel gegen den Burnout unserer modernen Zeit zu finden. Der andere Aspekt, der selten erwähnt wird, bestand darin, die Menschen zu inspirieren, wieder in den Wald zu gehen, um ihn zu schätzen und daher auch zu schützen.

Es ist kein Wunder, dass man sich gerade in Japan dieser Form der Ökotherapie angenommen hat. Dieses Land ist hochtechnologisiert und hat im Gegenzug mit starken Auswirkungen auf die menschliche Psyche zu kämpfen. Selbst unter Medizinern ist es kein Geheimnis, dass man mit Medikamenten nicht alle Probleme lösen kann. Auf der Suche nach Alternativen begann man schon in den 1990er Jahren die physiologischen Vorteile des Waldbadens wissenschaftlich zu untersuchen.

Doch auch ohne die genauen Untersuchungsergebnisse und Auswertungen kennen zu müssen, kannst du am eigenen Leib spüren, wie gut Waldbaden tut. Dazu musst du weder ein Wildnisliebhaber sein noch ein Survival-Training absolviert haben. Es hat auch nichts mit dem üblichen Wandern zu tun, bei dem man immer eine bestimmte Strecke ablaufen, ein Ziel erreichen will. Es ist kein Sport wie Joggen. Beim Waldbaden geht es darum, die Sinne Sehen, Hören, Schmecken, Riechen und Berühren zu aktivieren. Du schlenderst einfach in die Natur und verbindest dich mit dem, was um dich herum ist.

Lass dich darauf ein, auf deine Gefühle zu hören. Nimm die Geräusche des Waldes wahr, atme den Duft der Bäume und genieße das Sonnenlicht, das durch die Blätter spielt. Schon nach kurzer Zeit wirst du feststellen, dass diese Umgebung dir, falls du Kummer hast, Trost spendet. Der alltägliche Stress fällt langsam von dir ab und die Sorgen werden irgendwie kleiner. Der Wald hilft dir zu entspannen und deine Gedanken zu sortieren. Nicht wenige gute Ideen sind das Ergebnis eines Waldspazierganges. Wenn du dich längere Zeit in der Natur aufhältst, werden sich deine Stimmung und dein Energielevel verbessern. Schlussendlich wirst du dich erfrischt und verjüngt fühlen.

**Der Wald und seine Bäume haben das Leben unserer Vorfahren entscheidend geprägt. Das ist der Grund dafür, dass er auf uns immer noch eine starke Wirkung hat. Er fasziniert, stärkt und heilt auch jene, die ihn selten aufsuchen (können).**

# WAS WALDBADEN BEWIRKEN KANN

Professor Yoshifumi Miyazaki aus Japan ist eine international anerkannte Koryphäe auf dem Gebiet des Waldbadens, das in seinem Land Shinrin Yoku genannt wird. Als der Gelehrte in einem Interview nach seinen Forschungszielen gefragt wurde, antwortete er: „In Japan werden verschiedene Shinrin-Yoku-Programme entwickelt. Dazu gehören verschiedene Aktivitäten: grundlegende Aktivitäten wie langsames Gehen und Sitzen, aber auch tiefes Atmen, Umarmen von Bäumen, Yoga, Meditation, Dehnen und sogar Picknicks. Es gibt auch Möglichkeiten wie Nachthimmelbeobachtung, Wolkenbeobachtung, Spielen im Wasser, Wasserfallbeobachtung und Musikkonzerte im Wald." (Quelle: Nippon.com/people). Da sollte doch für jeden von uns etwas dabei sein, was uns mehr als nur guttut.



Unsere Emotionen und Gefühle bestimmen über unser Leben. Stress und Hektik des Alltags setzen unserer Gesundheit mehr zu, als wir es wahrhaben wollen. Beim Aufenthalt im Wald kannst du dich entspannen. Dein Körper setzt zugleich positive Hormone frei. Du fühlst dich ganz ohne konkreten Anlass weniger traurig, wütend oder ängstlich. Waldbaden, so haben wissenschaftliche Untersuchungen gezeigt, hilft Depressionen, Burnouts und Angstzustände zu bekämpfen. Es stärkt das Immunsystem und unterstützt die Genesung nach Verletzungen oder Operationen. Es wirkt sich stabilisierend auf Körper und Geist aus. Schon ein kurzer Waldspaziergang fördert die Arbeit von Herz und Lunge und hat einen positiven Einfluss auf Fokussierung, Konzentration und Gedächtnis.

Die allgemeinen Vorteile auf einen Blick:

- Negative Gedanken verflüchtigen sich.
- Negative Gefühle wie Wut, Trauer und Angst werden schwächer.
- Dein Selbstwert und dein Selbstvertrauen wachsen.
- Befürchtungen, Selbstzweifel und Probleme nehmen weniger Raum in deinen Gedanken ein.
- Du beugst Stresssymptomen und Burnout vor.

- Du kannst nachts besser schlafen und fühlst dich ausgeruht.
- Heißhungerattacken haben keinen Platz im Wald.
- Du kannst Momente von Frieden und Glück erleben.
- Du kannst leichter Empathie für andere empfinden und deine Beziehungen verbessern.

Als Anfänger oder wenn du mit kleinen Kindern unterwegs bist, beginnst du am besten mit einfachen Aktivitäten. Langsam laufen und absichtslos schlendern wollen auch erst einmal gelernt sein. Konzentriere dich auf einzelne Objekte in der Natur und schau dir alles, was dazu gehört, genau und intensiv an. Du wirst vieles entdecken, an dem du früher vorbeigegangen bist, ohne dass du es bemerkt hast.

Gönne deinen Gedanken eine Ruhepause. Du wirst erstaunt sein, mit wie viel neuer Energie du aus dem Wald kommst. Und für welche scheinbar unlösbaren Herausforderungen du kreative Lösungen gefunden hast. Beim Waldbaden kannst du Einsichten und Erkenntnisse gewinnen. Es ist ein bisschen wie eine Reise zu dir selbst. Du musst dich nur darauf einlassen. Eine Gefahr besteht jedoch dabei: Es könnte sein, dass dich diese Art, den Wald zu durchstreifen, nicht mehr loslässt.



Falls du bis hierhin noch nicht überzeugt bist, kommen nun noch Fakten aus einer Studie, die in Zusammenarbeit mit dem Center for Environment, Health and Field Science an der Universität Chiba (Japan) und dem dort tätigen Medizin-Professor Yoshifumi Miyazaki entstand:

- Blutdruck und Pulsfrequenz sinken.
- Der Anteil der Stresshormone Adrenalin, Noradrenalin und Cortisol im Blut sinkt.
- Die Nervenarbeit des Sympathikus, die sich unter Stress erhöht, wird verringert.
- Die Aktivität des Parasympathikus, die bei Entspannung steigt, nimmt zu.
- Die Anzahl der Killerzellen und Anti-Krebs-Proteine steigt.
- Das Immunsystem wird gestärkt.

**Der Anblick eines grünen Waldes lässt unser Herz gleichmäßiger schlagen und macht uns froh. Selbst die drückendsten Sorgen können in den Hintergrund rücken und kleiner werden. Wie aus heiterem Himmel fallen uns Lösungen für anliegende Probleme ein, an die wir vorher nicht gedacht haben.**



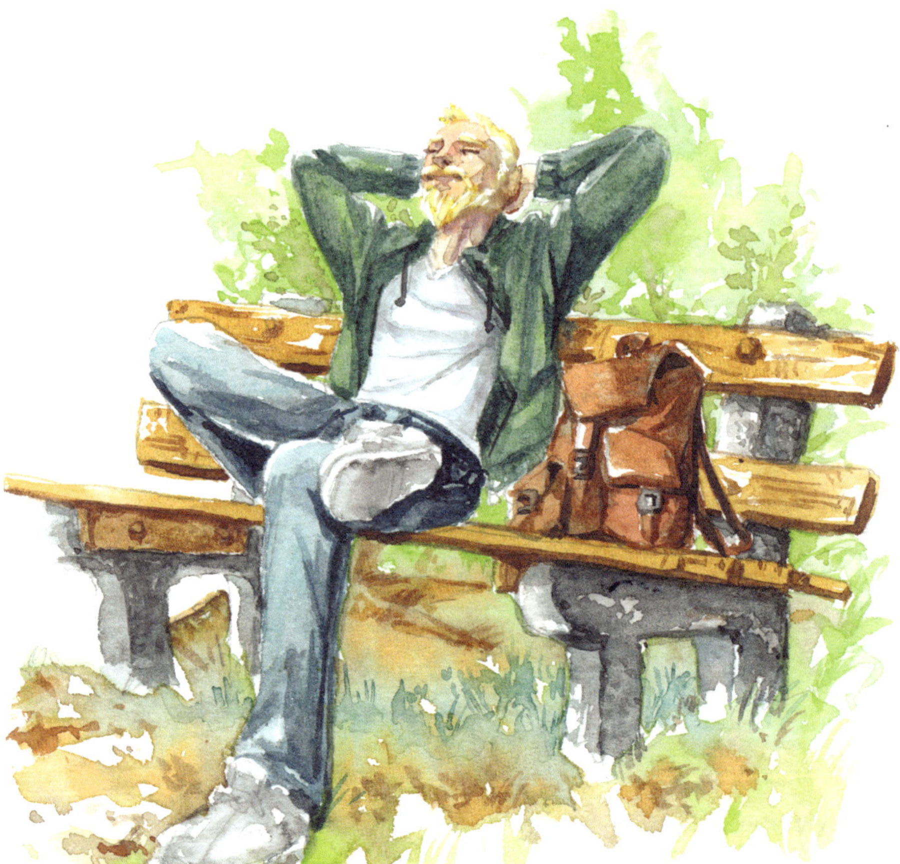

# WALDBADEN UND DEINE GESUNDHEIT

Sicher wirst du, falls du erzählst, dass du Waldbaden gehst, auf die eine oder andere spöttische Meinung treffen. Du brauchst dir über eventuelle abwertende Auffassungen keine Gedanken zu machen. Waldbaden ist schon seit geraumer Zeit in der Medizin etabliert. Die gesundheitlichen Wirkungen wurden durch unterschiedliche Studien in verschiedenen Ländern dokumentiert und fachspezifisch bewiesen. Gehen wir hier noch einmal genauer darauf ein:

Der Wald hat aus medizinischer Sicht eine breite Heilwirkung. Unter anderem kommt es nach einem Aufenthalt von wenigstens einer halben Stunde zu einer Verminderung von Stressreaktionen. Dabei wird der Parasympathikus, der für die Entspannung im Nervensystem zuständig ist, aktiviert. Zugleich wird das Gehirn besser durchblutet und kann entspannter arbeiten. Nicht umsonst hat man beim Spaziergang im Wald die besten Ideen. Der Einfluss der Natur sorgt dafür, dass der Kopf „frei wird". Dadurch bist du in der Lage, neue Impulse wahrzunehmen und zu verarbeiten. Zugleich werden Gefühle wie Angst, Depression und Wut abgeschwächt. Die sind nicht selten daran schuld, dass du bei vorhandenen Problemen keinen Lösungsweg erkennst. Der Aufenthalt im Wald sorgt auch dafür, dass deine Atmung langsamer und effektiver wird. Dadurch wird deine Lunge besser versorgt. Da die Atemluft bedeutend schadstoffarmer als in einer städtischen Umgebung ist, wird sie gleichzeitig mit jedem tiefen Atemzug gereinigt. Als sofortige positive Wirkung des Waldbadens auf das Herz-Kreislauf-System normalisiert sich ein zu hoher Blutdruck. Bei einem unautorisierten Test mit einer Herzsport-Gruppe konnten wir feststellen, dass sich nicht nur hohe Blutdruckwerte auf Normalzustand senkten, sondern zu niedrige Werte bei anderen Teilnehmern sich ebenfalls den Richtwerten an passten.

Durch das langsame Schlendern und den weichen Waldboden unter den Füßen entspannt sich die Muskulatur. Weil Waldbaden auch den Stoffwechsel anregt, sinkt der Blutzuckerspiegel. Messungen des Cholesterinspiegels ergaben ebenfalls eine Senkung der Werte. Die Bewegung und die tiefere Atmung haben einen positiven Einfluss auf die Durchblutung der Verdauungsorgane. Das regt die Verdauung an und wirkt einem trägen Darm entgegen. Da die Waldluft auch für eine vermehrte Bildung von Sexualhormonen sorgt, steigt im Allgemeinen zudem das sexuelle Verlangen nach einem längeren Waldaufenthalt. Besonders auffällig scheint auch der Einfluss des Waldbadens auf das Immunsystem zu sein. Bei entsprechenden Tests wurde ein Anstieg der natürlichen Killerzellen um bis zu 40 Prozent gemessen. Das hat zur Folge, dass sich die Akut-Immunreaktion stark verbessert. Ein Tag im Wald ist so noch maximal bis zu einer Woche im Blut nachweisbar. Zwei Tage im Wald hinterlassen ihre Spuren in deinem Blut fast einen Monat lang. Der anfängliche Zuwachs von Killerzellen beträgt dann sogar um die 50 Prozent. Bei jedem längeren Waldaufenthalt, auch unter einem Tag, wurde ein Anstieg der „Anti-Krebs-Proteine" festgestellt. Die Aufgabe dieser Immunzellen im Körper ist die Bekämpfung von Krebszellen. Bei Teilnehmern, die chronische Schmerzen aufgrund verschiedener Krankheiten verspürten, wurde erkannt, dass sie auf einen Waldaufenthalt mit einem verminderten Schmerzempfinden reagierten. Es war ihnen danach möglich, mit weniger Medikamenten auszukommen.



**Die positiven Gefühle, die der Anblick intakter Natur in uns hervorruft, lassen die Anzahl der entzündungshemmenden Zytokine ansteigen. Diese Proteine kurbeln unser Immunsystem an und haben so eine gesundheitsstärkende Wirkung.**

**Noch erstaunlicher ist die Tatsache, dass wir uns angesichts der Schönheit und Großartigkeit der Natur nicht nur besser fühlen, sondern dass tatsächlich unsere Gesundheit profitiert.**

—— Dr. Qing Li



Wenn du dich für die genauen Studien interessierst, dann empfehlen wir dir u. a. folgende Literatur:


- Shinrin-Yoku (Forest Bathing) and Nature Therapy: A State-of-the-Art Review (Int. J Environment Res Public Health, 2017), Autoren: Bach Pagès a, Penuelas J, Clarà J, Llusià J, Campillo I, López F, Manajela R.

- Combined Effect of Walking and Forest Environment on Salivary Cortisol Concentration (Front Public Health, 2019 DEC 12), Autoren: Kobayashi H, Song C, Ilkei H, Park BJ, Kagawa T, Miyazaki Y.

- The Effects of a Forest Therapy Programme on Mental Hospital Patients with Affective and Psychotic Disorders (Int J Environment Res Public Health, 2019 DEC 23), Autoren: Bielinis E, Jaroszewska A, Lukowski A, Takayama N.

- Medical empirical Research on forest bathing (Shinrin-Yoku): a systematic review (Environment Health Prev Med. 2019 DEC 1), Autoren: Wen, Y, Yan Q, Pan Y, Gu X, Liu Y.

# RESILIENZ AUS DEM WALD

Vielleicht bist du in der letzten Zeit auch einmal über dieses Wort gestolpert. Resilienz ist inzwischen, wenn nicht in aller, so doch in vieler Munde. Es handelt sich dabei um die Fähigkeit, mit Krisensituationen fertig zu werden. Eine Stärke, die in Zeitphasen großer beruflicher, ökonomischer und auch emotionaler Belastungen immer wichtiger wird.

Der Ursprung für diese Bezeichnung stammt vom lateinischen Wort „resilire" ab. Wird die ins Deutsche übersetzt, dann erhält man einen Begriff, den man mit „abprallen" erklären kann. Das bedeutet: Wir können vorhandenen Problemen und Herausforderungen so entgegentreten, dass sie uns nicht aus der Bahn werfen. Im besten Falle prallen sie regelrecht an uns ab.



Wenn du dich im Kreise der Menschen umschaust, mit denen du verwandt und bekannt bist, dann wird dir auffallen, dass es große Unterschiede gibt, wie auf negative Situationen reagiert wird. Natürlich hängt das auch von der Schwere des Konflikts ab. Aber manche Leute, so ist unser Eindruck, rappeln sich immer wieder auf, während andere an weitaus geringeren Herausforderungen zerbrechen.

Einigen Menschen ist so eine seelische Widerstandskraft geradezu angeboren. Schon von klein auf gelten sie als heiter, ausgeglichen, kreativ und flexibel. Sie haben meist einen starken und freundlichen Charakter und verfügen über einen großen Freundeskreis. Leider sind wir nicht alle von Anfang an mit der nötigen Portion Resilienz ausgestattet, um als solche stets beliebten Zeitgenossen zu gelten. Die meisten von uns müssen sich ihre Widerstandskraft den Unbilden des Lebens gegenüber erarbeiten. Mit etwas Eigeninitiative ist das durchaus möglich.

In der Psychologie unterscheidet man sieben Säulen, aus denen sich die Eigenschaft der Resilienz zusammensetzt. Das sind Optimismus, Akzeptanz, Lösungsorientierung, die Fähigkeit, eine Opferrolle zu verlassen, Verantwortung übernehmen, Netzwerke aufbauen und Zukunft planen. Je mehr du von diesen Eigenschaften besitzt, desto besser kannst du mit anstehenden Krisen umgehen.

Es kann sein, dass du dich jetzt fragst, wie das Waldbaden dir denn dabei helfen kann, solche Fähigkeiten zu entwickeln. Erinnere dich doch einmal an deinen letzten Waldspaziergang.

Nach einer gewissen Zeit im Wald verspüren wir oft eine Art Leichtigkeit, die uns der Anblick der Natur verschafft. Ringsherum ist es grün, die Vögel singen und die Fauna zeigt uns an vielen Stellen, was möglich ist. An einem toten Baum wachsen Pilze, ein Baumstumpf schmückt sich mit Moos oder einem kleinen Setzling. Wenn das kein Optimismus ist! Der Wald zeigt, dass es immer irgendwie weitergeht. Natürlich ist auch hier nicht alles perfekt. Manchem zarten Bäumchen wurde von Rehen die Spitze abgebissen. Dafür treibt es jetzt seitlich aus. Das ist nichts anderes als eine bewundernswerte Akzeptanz, die gleichzeitig mit einer Lösungsorientierung einhergeht.

Wer nach Lösungen sucht, ist kein Opfer mehr. Wie du im vorigen Kapitel gelesen hast, wirkt sich die Waldluft positiv auf dein Denkvermögen aus. Wenn du jetzt aufhörst, anderen die Schuld an der aktuellen Situation zu geben, werden dir sicher einige Ansätze einfallen, um mit anstehenden Problemen umzugehen.



Falls du dich fragst, wie das mit Netzwerke aufbauen und Zukunft planen beim Waldbaden funktionieren soll, dann lässt sich auch dafür eine Antwort finden. Außer in dem Fall, dass du allein unterwegs bist, schaffst du dir mit den Menschen, mit denen du im Wald bist, ein gemeinsames Erleben. Im Nachhinein ist es hilfreich, sich über die Erlebnisse und Erfahrungen auszutauschen. So etwas verbindet und bringt neue Erkenntnisse in dein Leben. Vielleicht erhältst du dadurch die eine oder andere Anregung für die Zukunft.

Natürlich solltest du nicht erwarten, dass ein Waldbad alle deine Probleme sofort löst. Es kann aber deine Widerstandskräfte stärken oder neu entfachen.

# ACHTSAMKEIT UND WALDBADEN

Über die Achtsamkeit, auf Englisch Mindfullness, wurden in den letzten Jahren ganze Bücher geschrieben. Und doch handelt es sich um mehr als einen Modetrend. Denn es geht um eine Form der Aufmerksamkeit, bei der du ganz im Hier und Jetzt bist. Natürlich reizt diese Formulierung erst einmal zum Widerspruch. Wo soll man denn sonst sein, wenn nicht an dem Ort, an dem man sich gerade befindet?

Die Antwort darauf lautet kryptisch: Du bist es und du bist es nicht. Die meisten Menschen hetzen im Alltag von einer Situation zur anderen. Sobald sie die Augen am frühen Morgen aufschlagen, überlegen sie, was über den Tag hin alles zu tun ist. Beim Zähneputzen wird in Gedanken die To-do-Liste erstellt. Beim Frühstück ist das Handy dabei, es werden die Mails gecheckt und die Meldungen in den sozialen Medien angeschaut. Wenn du das auch so handhabst, dann musst du zugeben, dass du dem Hier und Jetzt keine besondere Aufmerksamkeit schenkst.

Ertappst du dich manchmal dabei, dass du überlegst, ob du die Kaffeemaschine ausgeschaltet oder die Tür abgeschlossen hast? Suchst du öfter Brille, Handy oder Schlüsselbund? Da hast du perfekte Beispiele dafür, dass du mit deinen Gedanken keineswegs bei deinen Handlungen warst. Passieren dir solche Sachen häufig, dann setzt du dich selber unter Stress. Und Stress in dieser Form ist äußerst schädlich für die Gesundheit.

Eine andere Art der Nicht-Achtsamkeit ist es, mit den Gedanken entweder in der Vergangenheit oder in der Zukunft zu weilen. Manchmal ist man versucht zu denken, dass früher alles besser und die Welt noch in Ordnung war. Wenn du ehrlich bist, stimmt das nicht. Jede Zeit hat ihre Herausforderungen. Es kann auch sein, dass du einer vergangenen Kränkung nachhängst und sie immer wieder vor deinem inneren Auge abspielen lässt. Macht das wirklich Sinn oder nur Stress? Natürlich denken alle Menschen immer mal wieder darüber nach, was die Zukunft bringen wird. Du bist aber nicht in der Lage, mit deinen bloßen Gedanken zukünftige Szenarien zu beeinflussen. Einerlei, was du dir vorstellst, es wird nie genau so werden, wie du es hoffst oder befürchtest.

Egal wohin du mit deinen Gedanken eilst: Bist du nicht bei dir und dem, was du tust, verursachst du dir auf die eine oder andere Art Stress. Die Achtsamkeit sorgt dafür, dass du dich aus diesem Kreislauf lösen kannst. Am einfachsten ist es, damit beim Waldbaden anzufangen. Du hast ja kein Wanderziel, das du erreichen musst. Du bist einfach nur hier. Und du hast Zeit, dich umzusehen. Du kannst jedes Blatt genau ansehen, jede Rinde betasten und den Duft des Waldbodens riechen.

Es geht auch nicht darum, festzustellen, dass ein Blatt schöner als das andere ist. Die einzige Frage, die sich bei einer Achtsamkeitsübung stellt, lautet: „Was ist?" Bist du achtsam unterwegs, dann nimmst du den Moment wahr, ohne ihn zu bewerten. Du spürst den Wind in deinen Haaren, die Sonne auf deiner Haut, den Waldboden unter deinen Füßen.

Beim Waldbaden zählt der Moment und nicht, wie du ihn bewertest. Achtsam sein bedeutet, jegliche Bewertung zu unterlassen. Konzentriere dich auf das, was um dich herum ist, was du gerade tust oder fühlst. Das erfordert ein bisschen Übung. Aber mit der Zeit wird es dir immer leichter fallen.

Weil du beim Waldbaden weitaus weniger Ablenkung hast als im Alltag, ist es ideal, um Achtsamkeit zu erlernen. Wir haben dir etliche Übungen zusammengestellt, die dir dabei helfen und dir als Anleitung bei deinen ersten Versuchen dienen. Du wirst merken, dass es nicht nur einfacher wird, im Hier und Jetzt zu bleiben, sondern dass dein Erleben auch intensiver wird. Eine bessere Vorbereitung, um die Achtsamkeit dann mit in dein tägliches Leben zu übernehmen, können wir uns nicht vorstellen.

# BEIM WALDBADEN LOSLASSEN LERNEN

Du könntest jetzt vielleicht einwenden, dass wir im Kapitel Achtsamkeit schon etwas zum Thema Loslassen bemerkt haben. Das Ganze erscheint uns aber so wichtig, dass wir es noch einmal extra erwähnen wollen. Die meisten Menschen glauben, dass es sehr problematisch ist, etwas loszulassen. Im Grunde genommen stimmt das nicht, denn wenn es dir schwierig erscheint, dann liegt es meistens daran, dass du es genau genommen nicht loslassen willst.

Ein Aufenthalt im Wald ist garantiert die richtige Zeit, um darüber zu reflektieren. Vielleicht hast du schon einige unserer Übungen gemacht und bist recht entspannt. Gönne dir doch mal einen Moment der inneren Einkehr und lehne dich an einen Baum. Gibt es da etwas in deinem Leben, was du loslassen möchtest? Hier so allein in der Natur bist du niemandem rechenschaftspflichtig. Nur dir selbst. Und nun kannst du dir auch eingestehen, dass du vielleicht gar nicht loslassen willst. Selbst wenn du es nach außen hin immer wieder beteuerst.

Gibt es da etwas, woran du festhältst, obwohl du eigentlich weißt, dass es besser wäre, sich davon zu verabschieden? Ist da ein Herzensmensch, der verstorben ist? Ist da eine Kränkung, die du nicht verwunden hast? Ist da eine Sache, die du gern rückgängig gemacht hättest? Oder ein Mensch, der dich sehr verletzt hat? Hier, ganz allein unter dem Baum, der seine schützende Krone über dich ausbreitet, kannst du es dir und ihm gestehen.

Du redest nicht mit Bäumen? Warum nicht? Sie sind perfekte Zuhörer. Sie fallen dir nicht ins Wort und geben keine unerwünschten Ratschläge. Und wenn du erzählt hast, was du nicht loslassen kannst, obwohl du es gerne möchtest, dann solltest du auch noch erwähnen, was dieser Zustand mit dir macht. Wie wirkt sich dieses Nicht-Loslassen auf dich aus? Was macht es mit deiner Energie? Was macht es mit deiner Gesundheit, mit deinem Schlaf, mit deinem Appetit?

Sich an Vergangenes erinnern und an die Zukunft denken, ist ganz normal. Misst man diesen beiden Aspekten jedoch zu viel Gewicht bei, dann hindert es daran, das Leben zu genießen. Im weitergehenden Sinne kann es auch körperliche oder psychische Probleme hervorrufen.

Um das zu vermeiden, solltest du Frieden mit der Vergangenheit und der Zukunft schließen. Der Wald ist ein mehr als nur geeigneter Ort, um damit anzufangen. Während du an deinem Baum lehnst, solltest du nichts anderes tun, als mit deinen Gedanken dort zu sein. Nichts, was vorher war oder was sein könnte, ist wichtig, wenn du ganz in der Gegenwart bist. Dieses Gefühl, das du dann verspüren solltest, ist eine Art Gelassenheit. Es ist ein großer Schritt, um etwas loszulassen. Du kannst nicht ändern, was passiert ist. Aber du kannst deine Reaktion darauf ändern.

Selbstverständlich darfst du traurig sein, wenn du einen geliebten Menschen verloren hast. Würde der aber wollen, dass du an nichts anderes mehr denkst als an deinen Verlust? Natürlich darfst du dich ärgern, wenn dir eine Kränkung widerfahren ist. Aber wenn du dieses Erlebnis nicht loslässt, dann hat es immer und immer wieder Macht über dich. Willst du das wirklich stets aufs Neue erleben?

Schau dich um, die Natur um dich herum nimmt es, wie es kommt. Sie sucht stets nach neuen Alternativen, wenn sich ihr etwas in den Weg stellt. Es gibt Bäume, die in winzigen Felsspalten wachsen. Moose, die sich auf glatten Oberflächen festhalten. Geh einmal ein Jahr, nachdem ein Sturm einen Wald verwüstet hat, durch ein Areal, das man sich selbst überlassen hat. Die Natur hadert nicht mit dem vergangenen Unwetter. Sie macht aus dem, was sich ihr bietet, das Beste und lässt neues Leben entstehen. Nimm dir ein Beispiel daran. Bleib mit den Gedanken in der Gegenwart, lass los, was dich behindert, und mache das Beste aus jeder Situation.

# MEDITATION

Wenn du bisher noch keine Erfahrung mit dem Meditieren hast, dann kann es sein, dass du versucht bist, dieses Kapitel zu überblättern. Wir bitten dich darum, das nicht zu tun. Es gibt nicht wenige Menschen, die meinen, Meditation ist nur etwas für Yogis und Leute, die im Schneidersitz auf einer Matte sitzen und dazu „Om" singen. Was macht es denn schon für einen Sinn, still dazusitzen und nichts zu tun? Reine Zeitverschwendung! Und womöglich noch an nichts zu denken! Das geht ja gleich gar nicht! Leider sind das die Vorurteile, mit denen du es zu tun bekommen könntest, wenn man von Meditation spricht.

Wer meditiert, der verschwendet keine Zeit, sondern nutzt sie. Denn diese Auszeit vom Alltag hat eine ganze Menge Vorteile, die sich dir vielleicht erst nach und nach erschließen. Bist du gestresst, dann wirst du ruhiger. Bist du erschöpft, dann tankst du neue Kraft. Nach einer Meditation fühlst du dich wohler, spürst mehr Tatendrang und kannst dich besser konzentrieren.



Es nervt dich, dass du dich einfach so hinsetzen sollst und nichts tun kannst? Wer sagt, dass man beim Meditieren immer sitzen muss? Es gibt Geh-Meditationen und Atem-Meditationen. Du kannst sitzen, liegen, stehen. Man kann auch malen oder langsame und gleichförmige Bewegungen ausführen. Es gibt keine zwingende Vorschrift, an die du dich halten musst. Du hast nur ein Ziel und das besteht darin, ganz du selbst zu sein und dich mit dem Platz, an dem du dich gerade befindest, zu verbinden.

Es gibt keinen besseren Ort, um zu meditieren, als den Wald, finden wir. Hier kannst du dein Herz öffnen und dich mit der Natur, die dich umgibt, verbinden. Nimm den Gesang der Vögel um dich herum wahr. Atme die gesunde Luft ein, die den Duft der Bäume mit sich trägt. Sieh dir die unzähligen Nuancen an, die es von der Farbe Grün um dich herum gibt. Nimm das alles wahr und genieße es. Sei einfach Teil vom großen Ganzen. Und schon bist du mitten drin in deiner vielleicht ersten Meditation. Und wie ist das mit den Gedanken? Nichts denken geht nicht wirklich. Die unterschiedlichsten Gedanken kommen immer mal wieder vorbei. Nimm sie wahr und lass sie einfach ziehen. Wenn dir das schwerfällt, dass lausche auf deinen Atem. Denke einatmen und ausatmen. Dann bleibt keine Zeit zum Grübeln.

Bevor du dich auf welche Meditation auch immer einlässt, solltest du dir einen passenden Ort dafür suchen. Es gibt keine allgemeingültigen Kriterien dafür. Außer einem einzigen: Du solltest dich an diesem Platz wohlfühlen. Denn nur dann kannst du dieses Gefühl der Verbundenheit erreichen. Natürlich können geübte Meditations-Profis auch mitten auf einer Verkehrsinsel meditieren. Aber im Wald ist es viel angenehmer, denn je weniger Ablenkung es gibt, desto schneller kommst du in einen entspannten Zustand.

Die Art der Meditation ist dir überlassen und auch, ob du zum Sitzen oder Liegen eine Unterlage verwendest oder es dir auf dem Waldboden bequem machst. Du könntest dich zudem im Stehen mit dem Rücken an einen Baum lehnen. Lass dich einfach von deinem Gefühl leiten, wenn du dir einen Platz suchst. Wenn du stehen willst, dann sorge dafür, dass du einen sicheren Stand hast. Für eine Gehmeditation bietet sich eher ein relativ glatter Weg an, der nicht unbedingt von vielen Spaziergängern frequentiert werden sollte. Aber am Ende entscheidest du, was dir angenehm ist.



Du kannst dir deinen Platz auch schön gestalten. Das macht vor allem Sinn, wenn du vorhast, ihn öfter aufzusuchen. Schmücke ihn mit Steinen, Ästen und den Materialien, die dir die Natur zur Verfügung stellt. Lass dich hier völlig von deinen Vorlieben leiten, denn dieser Ort darf etwas Besonderes für dich sein. Vielleicht stellst du beim Herrichten deines ganz persönlichen Meditationsplatzes mit Erstaunen fest, dass diese Arbeit auch eine Art Meditation ist.

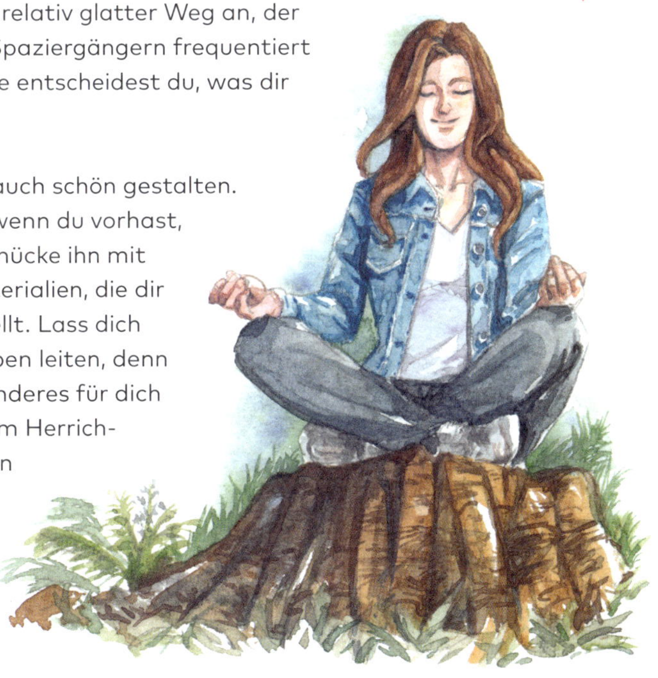

# WIE BÄUME AUF UNS WIRKEN

Im Leben fast eines jeden Menschen gibt es Gegenstände, Lebewesen oder Orte, die für ihn eine besondere Bedeutung haben. Für viele von uns gehören auch der Wald und die Bäume dazu. Wir wagen sogar zu behaupten, dass Bäume als Ursymbol in der mitteleuropäischen Kultur eine zentrale Rolle einnehmen. In unserem Kulturkreis gehören Baum und Mensch zusammen. Denken wir nur einmal daran, was Kinder als Erstes zeichnen. Auf den meisten Bildern ist neben der Sonne auch ein Baum zu sehen. Viele der alten Mythen und auch der weniger alten Märchen ranken sich um Bäume. Sie spielen eine große Rolle in verschiedenen vorchristlichen Religionen, wurden in der Malerei und der Dichtung gewürdigt und in der Musik verewigt. Fast alle können die Worte „Am Brunnen vor dem Tore ..." vervollständigen.



Bäume waren in den Geschichten unserer Vorfahren, aber auch in der Weltliteratur schon immer Orte des Schutzes und der Liebe, aber auch Plätz der Gerichtsbarkeit und des Todes. Auch wenn wir in unserem modernen Zeitalter nur noch selten im Schatten eines Baumes rasten, haben die meisten von uns das Gefühl für die innere Bindung, die es zwischen Mensch und Baum gibt, nicht verloren. Auch darum zieht es uns in den Wald und in seine grüne Umarmung.

Der Weltenbaum unserer germanischen Vorfahren verbindet den Himmel mit der Erde. Diese Symbolik finden wir auch in vielen anderen Kulturen. Mal ist es die Weltenesche Yggdrasil, wie in der Edda, einer Sammlung isländischer Helden- und Göttersagen, beschrieben, oder eine Lärche, wie in Sibirien. Aber auch in Asien, Afrika oder Polynesien finden sich Bäume, welche die Bezeichnung Welten- oder Lebensbaum tragen. Letzterer verkörpert einen uralten Traum der Menschheit. Er grünt und blüht bis in alle Ewigkeit. Wer von seinen Früchten isst, der erlangt Gesundheit, Jugend und Unsterblichkeit.

Aus der Bibel ist uns der Baum der Erkenntnis bekannt, den wir in vielen Gemälden und künstlerischen Darstellungen finden. Um ihn windet sich die Schlange, die als Verführerin gilt, denn sie überredete Eva und

Adam, von den Früchten zu essen. Das Ergebnis ist hinreichend bekannt. Die Menschen wurden aus dem Paradies geworfen und konnten seither entscheiden, was gut und was böse ist. Dieses Motiv wurde viele Jahrhunderte lang immer wieder abgebildet. Zuerst als Feigenbaum, später wurde ein Apfelbaum daraus.

Ein weiteres interessantes Beispiel, wenn es um die Beziehung von Bäumen und Menschen geht, ist der Stammbaum. Hier wird schon durch die Sprache allein deutlich, wie eng beide miteinander verbunden sind. Worte wie Abstammung, Stammhalter und Stammbuch lassen das erkennen. Diese Ausdrücke sind fest in unserem Sprachgebrauch verankert. Oder sollen wir lieber sagen verwurzelt?

In vielen Mythen, die sich mit der Erschaffung der Menschen befassen, heißt es, dass wir von den Bäumen abstammen. In der schon erwähnten Edda entstand der erste Mann aus einer Esche und die Frau aus einer Ulme. Die Ureinwohner Mexikos glaubten, dass das erste Menschenpaar aus einem gespaltenen Baumstamm kam. Die Jakuten im asiatischen Russland halten einen Baum mit Ästen für den Ursprung der Menschheit.

Aus dem deutschen Volksglauben gründet sich die Vorstellung, dass man die kleinen Kinder aus den Bäumen holt. Wer sich Gemälde anschaut, die im Mittelalter entstanden sind, wird daher nicht selten Kinderköpfe entdecken können, die wie Blüten an den Bäumen wachsen. Angeblich leitet sich sogar der Name der Germanen aus dem lateinischen Wort germinare ab, was so viel wie keimen oder sprießen bedeutet. Die Vorfahren der Deutschen sollen nämlich ursprünglich auf den Bäumen gewachsen sein. An so eine Vorstellung erinnert auch die Redensart „er ist aus ganz besonderem Holz geschnitzt".

In vielen Geschichten und Sagen finden wir Beispiele dafür, dass sich ein Mensch in einen Baum verwandelt oder auch umgekehrt. Der griechische Adonis wurde von einem Myrrhenbaum geboren. Daphne, die vor den Nachstellungen Apollos flieht, verwandelt sich in einen Lorbeerbaum. Die Nymphe Pitys verändert sich aus einem ähnlichen Grund in eine Kiefer. So könnten wir noch unzählige Beispiele anbringen, denn die griechische Mythologie ist voll von Geschichten, die über Verwandlungen von Menschen in Bäume und umgekehrt erzählen.

Doch auch in unseren Märchen begegnen wir den unterschiedlichsten Bäumen. Sie wachsen auf dem Grab von Aschenputtels Mutter oder kommen als singendes, klingendes Bäumchen daher. Schnitzt man eine Flöte aus dem Holz eines Baumes, der auf dem Grab eines Getöteten wächst, so verrät ihr Lied, wer der Mörder war.

Wie ähnlich sind sich doch Baum und Mensch im Kreislauf der Natur. Beide stehen aufrecht, wachsen und vergehen und möchten gern ein hohes Alter erreichen. Wie ein junger Mensch treibt der Baum im Frühling aus und lässt seine Kräfte erwachen. Im Sommer des Lebens und des Jahres stehen beide voller Saft und Energie und nichts scheint ihnen etwas anhaben zu können. Kommt der Herbst, wird alles sanfter, ruhiger und stiller. Bis sich im Winter das Leben zurückzieht.



Unsere Sprache ist voll von passenden Vergleichen. Wir kennen baumlange oder baumstarke Kerle, ein Mann kann stämmig sein, du kannst dich verwurzelt oder entwurzelt fühlen. Der Apfel fällt nicht weit vom Stamm. Einen alten Baum verpflanzt man nicht. Jemand sorgt dafür, dass die Bäume nicht in den Himmel wachsen.

Bäume waren aber auch schon in frühester Zeit Orte des Schutzes und boten uns Menschen Unterschlupf. Du kannst auf ihn klettern und auf seinen Ästen vor wilden Tieren Zuflucht suchen. Die Blätter können Regen und Sonne abhalten. Sein schützendes Geäst soll Vorbild für Zelte und Häuser gewesen sein und wurde nicht selten als Dach für menschliche Unterkünfte verwendet. Eine Wiege aus Holz war oft das Erste, in das man ein Neugeborenes legte. Sogar etliche Götter sind unter einem Baum geboren. Dazu gehören der ägyptische Osiris, der babylonische Tammuz, der griechische Apoll und sogar Buddha und Laotse.

Während später Tempel und Kirchen Schutzsuchenden Asyl gewährten, konnten in früherer Zeit Bäume oder ganze Haine diese Menschen retten. Bei den Germanen gab es sogenannte Freibäume. Erreichte man die Linden, die auf Hügeln standen, und kletterte hinein, dann durfte man nicht mehr verfolgt oder gerichtet werden.

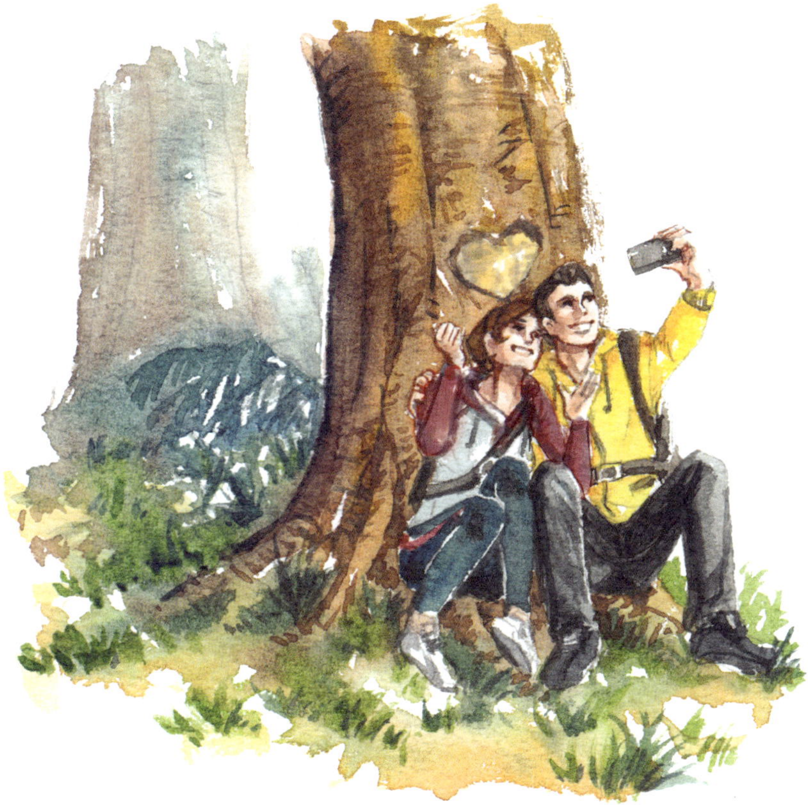



Wir könnten noch unzählige solcher Beispiele anbringen, um aufzuzeigen, wie eng Menschen und Bäume miteinander verflochten sind. Und wenn schon einzelne Bäume so eine große Bedeutung haben können, um wie viel größer mag dann die Wirkung eines ganzen Waldes sein?

**Ein Baum ist oft auch der Treffpunkt von Liebenden. In seine Rinde schnitzen sie Herzen und unter seinem Blätterdach schwören sie sich ewige Treue.**

# EINEN GUTEN ORT AUFSUCHEN



Ist dir schon einmal aufgefallen, dass unterschiedliche Orte einen Einfluss auf deine Stimmung haben? Nun ist der Wald an sich schon in der Lage, einen positiven Einfluss auf unsere Gefühle auszuüben. Trotzdem macht es Sinn, sich für einige Übungen einen besonderen Platz zu suchen. Das gilt besonders dann, wenn du dich mit Meditation und allen Aufgaben befasst, bei denen du in dich gehen solltest. Wie findest du aber nun so einen Ort? Oder besser wäre die Frage: Was macht das Wesen eines Ortes aus?

Zuallererst solltest du dir im Klaren darüber sein, dass solche Einschätzungen immer auch subjektiv sind und stärker von deinen persönlichen Erfahrungen abhängen, als du vielleicht im ersten Moment annimmst. Hast du Höhenangst, dann wirst du den Platz auf einem Berggipfel, den jemand anderes total toll findet, höchstwahrscheinlich nicht favorisieren. Magst du das Meer nicht, weil du früher einmal fast ertrunken bist, wird es dir wenig Freude bereiten, auf einem Felsen zu sitzen, den die aufkommende Flut umspielt. Wir wollen hier nicht noch weitere Beispiele aufzählen, weil wir denken, dass du verstehst, was wir meinen.

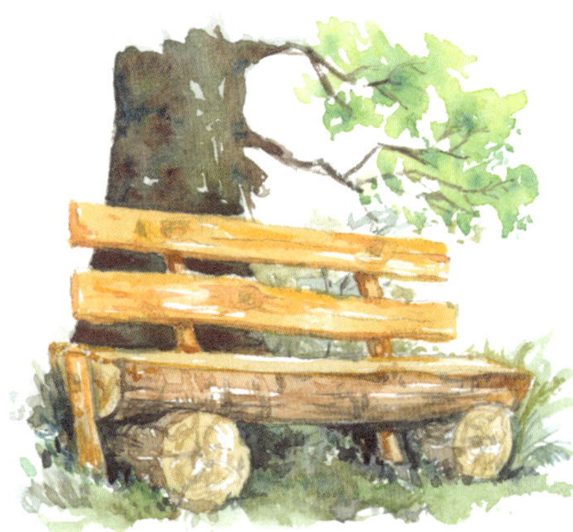

Vielleicht hattest du als Kind einen Lieblingsplatz, an den du dich immer zurückgezogen hast, wenn du allein sein wolltest. Kannst du dich an dieses Gefühl der Geborgenheit erinnern? So oder so ähnlich sollte es sich anfühlen, wenn du einen Platz aufsuchst, an dem du meditieren willst, ein inneres Zwiegespräch vorhast oder einfach nur Teil der Natur sein möchtest. Es ist übrigens tief in den Menschen verwurzelt, dass es uns besonders in Krisenzeiten nach draußen zieht. Zahlreiche Märchen und Sagen berichten von Zwergen, Berggeistern und Elfen, die als Helfer in der Not auftraten.

Natürlich musst du nicht an solche Geschichten glauben, sondern du kannst dich ganz auf dein Gefühl verlassen, wenn du nach einem Ort suchst, der dir Kraft und Geborgenheit gibt. Eine solche Stelle könnte sich für dich beispielsweise so anfühlen:

- Du fühlst dich wohl, obwohl du hier ganz allein bist.
- Nach einer Weile überkommt dich eine Art innere Ruhe und Gelassenheit.
- Du fühlst dich so, als würdest du hier hingehören.

Vielleicht braucht es auch etwas Übung, um diese Gefühle zuzulassen. Immerhin sind sie etwas, was man trotz aller hochentwickelten Technik, die unser Leben sonst ausmacht, nicht einfach so messen kann. Verlass dich hier einfach auf deine Intuition. Auch das ist ein Aspekt, der das Waldbaden ausmacht. Vergiss nicht, dass die Begegnung mit einem Ort für jeden Menschen ganz individuell stattfindet. Es gibt kaum einen Platz, der für alle stimmig ist.

Allerdings gibt es eine allgemeingültige Methode, wie du einen Platz, der dich anspricht, aufsuchen solltest. Natürlich ist dieser Vorschlag nicht in Stein gemeißelt, aber er hat etwas mit der Achtsamkeit zu tun, um die es beim Waldbaden auch immer geht. Wenn möglich, näherst du dich dem Ort, an dem du länger verweilen willst, ohne Hektik und mit einem ähnlichen Gefühl, das du hast, wenn du einen Menschen höflich begrüßen willst. Wenn dir deine Intuition sagt, dass du willkommen bist, dann stelle, setze oder lege dich hin und tu das, was immer du vorhast. Wenn du fertig bist, dann hole noch einige Male tief Luft und bedanke dich im Stillen, dass du hier sein durftest. Wenn du dich anschließend in Gedanken verabschiedest, dann kann es sein, dass du ein Gefühl hast, als würdest du einen guten Freund verlassen.

Es kann im Übrigen auch gut sein, dass du an einen Platz kommst, an dem du gern verweilen möchtest, der aber nicht gerade sauber aussieht. Hier kannst du ruhig auf deine innere Stimme hören und den Müll zusammenräumen, um ihn später zu entsorgen. Du wirst überrascht sein, was für ein tiefes Gefühl der Befriedigung du nach so einer Säuberungsaktion hast.

# STILLE UND GERÄUSCHE

In unserem hektischen Alltag gibt es kaum noch Momente der Stille. Die Wissenschaft weist jedoch immer wieder darauf hin, dass wir uns eine Auszeit von den Geräuschen, die uns ständig umgeben, nehmen sollten. Selbst wenn Fernseher oder Radio im Hintergrund schweigen erfahren, wir kaum noch eine richtige Stille. Irgendetwas erzeugt immer Geräusche. Der Straßenlärm dringt selbst durch das geschlossene Fenster, aus der Nachbarwohnung tönen Gesprächsfetzen an unser Ohr, und selbst das Ticken des Sekundenzeigers der Uhr können wir als störend empfinden.

Auf der anderen Seite suchen wir nach Abwechslung für unsere Ohren. Wie lange hältst du es nach dem Heimkommen von der Arbeit aus, ehe du zum Smartphone greifst oder das Radio anschaltest? Manchmal erscheint es so, als ob wir die Stille um uns herum absichtlich mit Geräuschen füllen müssen, weil wir es nicht gewohnt sind, dass wir nicht ständig von einem auf- und abschwellenden Geräuschpegel umgeben sind.

Allerdings tut es uns gar nicht gut, dass wir permanent von einem künstlich erschaffenen Dauerlärm beschallt werden. Schon vor einigen Jahren hat die Hirnforschung festgestellt, dass Stille wichtig für uns und unsere Gesundheit ist. Ab und zu sollte es um uns auch einmal ruhig werden, denn das sorgt für ein gewisses Maß an geistigem Wohlbefinden. Noch wurde nicht vollständig erforscht, wie viel Stille ein gesundes Gehirn benötigt, aber dass sie ab und zu unabdingbar ist, steht fest. Der Dauerlärm, der uns umgibt, sorgt dafür, dass das Stresshormon Cortisol im Körper ansteigt. Dass zu viel Stress eine sehr ungesunde Wirkung hat, ist inzwischen allgemein bekannt. Eine Schätzung der Weltgesundheitsorganisation (WHO) legt nahe, dass es jährlich 300 Todesfälle in Europa gibt, die durch übermäßigen Lärm hervorgerufen werden. Wir brauchen also mehr Stille in unserem Leben, wenn wir gesund bleiben wollen.

Dabei muss es sich jedoch nicht um eine Art absolute Stille handeln, sondern eher um die Abwesenheit künstlich erzeugter Geräusche. Ein einfacher Waldspaziergang, sofern er nicht neben einer vielbefahrenen Straße stattfindet, liefert bereits die Stille, die unser Gehirn zur Erholung braucht. Blätterrauschen, Wassergeplätscher und Vogelgezwitscher haben keinen negativen Einfluss, sondern verstärken den positiven Effekt noch.

Schon seit Jahren zeichnet sich ein Trend ab, bei dem Menschen, um wohltuende Stille zu erleben, nicht wenig dafür bezahlen. Die Zahl der Anbieter von Retreats, damit werden geplante spirituelle Ruhepausen bezeichnet, wächst stetig. Klosterwochen, Meditationswochenenden und Schweigeseminare boomen. Entscheidest du dich fürs Waldbaden, dann bekommst du diese Ruhepause für Gehirn und Ohren kostenlos.

Die Wissenschaft hat noch etwas festgestellt. Dabei handelt es sich um das „Default Mode Network". Was das ist, wurde erst im Jahre 2001 ergründe. Es handelt sich hier um mehrere Gehirnregionen, die erst beim Nichtstun aktiv werden. Sie arbeiten nur, wenn sie durch keinerlei Reize von außen stimuliert werden. Ihr Einsatz beginnt, wenn wir tagträumen, meditieren oder einfach absichtslos vor uns hinschlendern, ohne uns über etwas zu sorgen oder uns Gedanken zu machen. Lesen wir etwas, dann steigen sie sofort aus. In einer geräuschvollen Umwelt, die auf ständige Ablenkung ausgerichtet ist, bleiben diese Hirnregionen inaktiv. Man nimmt an, dass ein aktives Default Mode Network dafür sorgt, dass unser Unterbewusstsein im Hintergrund die Verarbeitung von Informationen übernimmt. Es entsteht eine Art inspirierender Zustand der Selbstvergessenheit. Als Folge davon haben wir Ideen und Einfälle, die uns vorher nicht in den Sinn gekommen sind. Wir finden Lösungen für Probleme, die wir zuvor nicht gesehen haben. All diese Erfahrungen wirst du bei einem ausgedehnten Waldbad machen können.

# WAS DIE AUGEN ERBLICKEN

Viele von uns verbringen ihren Arbeitstag vor dem Computer. Aber selbst wer einen Job im Freien hat, schaut am Abend oft in den Fernseher oder sitzt am PC. Das sind Tätigkeiten, die unseren Augen nur bedingt guttun, da sie sich dabei anstrengen müssen. Auch das häufige Starren auf das Handy ist nicht optimal. Unsere Augen brauchen Abwechslung und sollten daher öfter zwischen einer Nah- und einer Ferneinstellung wechseln können. Durch dieses Wechseln bleibt der Augenmuskel beweglich.



Sind wir im Wald unterwegs, lassen wir den Blick oft schweifen. Mal schauen wir den Weg entlang, mal nach oben in die Baumwipfel und dann beobachten wir einen Käfer (kleine Übung für Zwischendurch: Schau Dir mal die Baumwipfel auf dem Umschlag dieses Buches an. Kannst Du da etwas entdecken?). Das alles sorgt dafür, dass sich unsere Augen permanent umstellen müssen. Das hält sie beweglich und ermüdet sie viel weniger, als wenn sie stets auf eine Stelle starren.

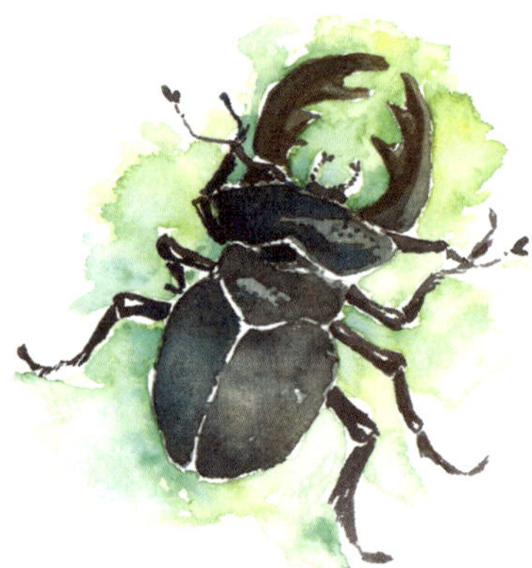

Der Aufenthalt in geschlossenen Räumen, ob mit oder ohne PC-Arbeit, kann dafür sorgen, dass die Augen trocken werden. Als Folge davon kannst du Kopfschmerzen bekommen oder deine Sicht verschlechtert sich. Klimaanlagen können die Augen reizen und im schlimmsten Fall sogar zu Entzündungen führen. Da ist ein Aufenthalt im Wald eine echte Wellnesskur für die Augen.

Vielleicht hast du das Gefühl, dass das Grün der Bäume deine Augen besonders entspannt. Das ist einerseits dein persönliches Empfinden, hat aber auch etwas mit dem kulturellen Hintergrund in Mitteleuropa zu tun. Diese Farbe weckt in uns Assoziationen, die sich in Richtung

Entspannung und Inspiration bewegen. Will eine Firma mit ihrem Logo den Kunden Wachstum und Sicherheit versinnbildlichen, dann wird dafür oft die Farbe Grün eingesetzt. Es gibt eine ganze Wissenschaft, die sich mit der Wirkung der Farben auf unser Wohlbefinden beschäftigt. Die Farbpsychologie hat es sich zur Aufgabe gemacht, herauszufinden, wie stark die einzelnen Farben auf unsere Gedanken und Emotionen einwirken. Natürlich sind solche Einflüsse auch immer von den persönlichen Vorlieben und Abneigungen abgängig. Auch die Kultur und Geschichte des Landes, in dem wir aufwuchsen, spielen dabei eine nicht unbedeutende Rolle. Fakt ist, dass unser Gehirn auf unterschiedliche Farben differenziert reagiert und damit sogar manipuliert werden kann.

Im Allgemeinen kann man für die meisten Menschen sagen, dass für sie Grün die Farbe der Natur ist. Sie wird daher mit Harmonie, Hoffnung und Natürlichkeit gleichgesetzt. Grün assoziiert daher das Leben selbst. Im Wald finden wir reichlich von dieser inspirierenden Farbe. Hier gibt es nicht nur eine Menge davon, sondern auch unzählige Variationen. Beim Waldbaden umgibt uns nicht ein und dasselbe Grün, sondern verschiedene Abstufungen und Nuancen. Das Gras sieht anders aus als das Moos. Kiefernnadeln haben einen anderen Farbton als Buchenblätter. Und selbst deren Grün unterscheidet sich im Frühling sehr stark von der Sommerfarbe. Beim Waldbaden haben unsere Augen also mehr als genug zu tun und können in all den Abstufungen schwelgen.

Außerdem sehen wir Grün auch als Symbol für Wachstum und Gesundheit an. Daher hat der Wald auch eine psychologische Wirkung auf uns. Die Farbe Grün entspannt und beruhigt uns. Sie vermittelt auch einen gewissen Aspekt von Sicherheit. Nicht ohne Grund sind die Schilder für Notausgänge in Grün gehalten und signalisiert uns eine grüne Ampel, dass wir fahren dürfen. Natürlich ist diese Farbe nicht nur positiv besetzt. Das wollen wir hier nicht verschweigen. Denken wir nur einmal an die Bezeichnung „giftgrün" oder den Ausdruck „grün vor Neid". Im Allgemeinen überwiegen aber bei den meisten Menschen die positiven Assoziationen. So wie wir beim Braun des Waldbodens oder der Baumstämme oft an Ruhe, Gemütlichkeit und Geborgenheit denken. Alles in allem ist ein Waldbad die perfekte Erholung für unsere Augen und unsere Psyche, denn es tut beiden gut.

# DER GERUCH DES WALDES

Wir legen als Menschen viel Wert darauf, dass wir gut sehen und hören können. Aber was ist mit dem Riechen? Wie wichtig auch der Geruchssinn ist, das bemerken wir oft dann, wenn er sich „mit Macht" meldet. Ein Geruch wirkt direkt auf das limbische System ein. Das ist das Areal im Gehirn, welches für die Gefühle, unbewusste Wahrnehmungen und unsere Instinkte verantwortlich ist. Ein bestimmter Duft kann Hunger oder Abscheu erzeugen, Wohlbefinden auslösen oder sogar über Sympathie und Antipathie, die wir für unser Gegenüber empfinden, entscheiden.

Der Fachausdruck für den Geruchssinn nennt sich olfaktorische Wahrnehmung. Das lateinische Wort olfacere bedeutet nichts anderes als riechen. Die Wissenschaft, die sich mit diesem Thema beschäftigt, ist die Osmologie oder Osphresiologie. Sie hat festgestellt, dass der Geruchssinn bereits im Mutterleib vorhanden ist. Mit speziellen Riechrezeptoren nehmen die Föten die Aromen aus dem Fruchtwasser auf. Ist das Baby dann geboren, wird es einer Unmenge von neuen Gerüchen ausgesetzt, die es erst einmal zu verarbeiten gilt. Dabei wirken vertraute Gerüche beruhigend. Kein Wunder also, dass die kleinen Kinder am liebsten im Bett der Eltern schlafen. Im Laufe des weiteren Lebens, im Allgemeinen zwischen dem 18. bis 24. Monat, setzt die wenig bekannte Phase der Neophobie ein. In dieser Zeit haben die Kinder eine gewisse Angst vor neuen Gerüchen und Geschmäckern. Das ist ein wichtiger evolutionärer Abschnitt, der uns vor schädigenden Nahrungsmitteln schützen soll. Im Alter von drei Jahren sind dann alle Riechzellen im vollen Umfang ausgebildet. Trotzdem nehmen wir Menschen die Gerüche ganz unterschiedlich wahr.

Dafür sind einmal unsere genetischen Voraussetzungen verantwortlich. Dazu kommen noch verschiedene Faktoren, die mit unseren Erfahrungen zu tun haben. Die setzen sich aus kulturellen und auch persönlichen Eindrücken zusammen. Die unterschiedliche Bewertung der Duftqualität wird Hedonik genannt. Welche Düfte wir als angenehm empfinden, kann ganz unterschiedlich ausgeprägt und manchmal auch das genaue

Gegenteil von der Vorliebe der Allgemeinheit sein. Während die meisten Menschen das Aroma von Lavendel als beruhigend und harmonisierend einstufen, gibt es andere, die diesen Duft als unangenehm empfinden.

Dass die Gerüche auf unser Unterbewusstsein einwirken, hat sich die Konsumindustrie schon vor einiger Zeit zu Nutze gemacht. Mit sanften, kaum wahrnehmbaren Gerüchen sollen die Verweildauer in den Geschäften und unser Kaufverhalten gesteuert werden. Damit wir uns wohlfühlen, müssen diese Düfte jedoch unterschwellig sein. Sind sie zu stark, dann nehmen wir sie bewusst wahr und entscheiden zwischen „mag ich" und „mag ich nicht". Im letzteren Fall würden wir den Ort verlassen.

Im Allgemeinen werden die Gerüche in verschiedene Duftkategorien eingeteilt, die jedoch willkürlich sind, da sie immer vom individuellen Geruchssinn abhängen. Eine Unterscheidung wurde 2006 von Lugmair getroffen. Sie lautet: blumig, fruchtig, würzig, faulig, brenzlig und harzig.

Beim Waldbaden wirst du sicher immer eine gewisse holzige Note feststellen. Im Wald riecht es eher selten lieblich, dafür meist frisch. Alles Bezeichnungen, die Lugmair nicht verwendet. Es liegt also an dir, wie der Wald für dich riecht, denn du kannst Tausende von Gerüchen erkennen und im Gedächtnis behalten. Sie beeinflussen deine Emotionen und Gefühle.

Mit zunehmendem Alter lässt der Geruchssinn nach. Neben einem Wassermangel in der Riechschleimhaut ist das fehlende Training dafür verantwortlich. Nimmst du ständig die gleichen Gerüche wahr, entwickelt das Gehirn eine Routine, die es dann irgendwann „abschaltet". Gehst du in den Wald und konzentrierst dich bewusst auf die unterschiedlichen Düfte, dann kannst du den Abbau des Geruchssinns hinauszögern.

# DIE NATUR AUF DER ZUNGE

Über Geschmack lässt sich nicht streiten, sagt schon der Volksmund. Bein Schmecken erkennen wir eine Kombination von Aromen, die auch vom Geruch, der Konsistenz und der Temperatur der Speise bestimmt wird. Insbesondere dem Geruch kommt hier eine ganz besondere Bedeutung zu. Du kennst sicher den Umstand, dass man bei einer Erkältung, die mit einer verstopften Nase einhergeht, das Gefühl hat, dass alles fad und ungewürzt schmeckt.

Wie der Geruchssinn ist auch unser Geschmack stark mit unseren Gefühlen gekoppelt, da sie beide unmittelbar auf das Nervensystem einwirken. Es gibt Gerüche, bei denen dir übel wird. Und es gibt auch Geschmäcker, die dich mehr als nur erschaudern lassen. Welche das genau sind, hängt von den kulturellen Gegebenheiten ab, in denen du aufgewachsen bist, und ist auch stark von deinen persönlichen Erfahrungen geprägt. Das Ganze funktioniert natürlich auch andersherum. Was du als appetitlich empfindest, das lässt dir das Wasser im Mund zusammenlaufen.



Erwachsene Menschen verfügen über etwa 2.000 bis 5.000 Geschmacksknospen. Ein Säugling dagegen hat noch doppelt so viele. Kein Wunder, nimmt er doch viele seiner ersten Erfahrungen dadurch auf, dass er alles, was er erkunden will, in den Mund steckt. Dieser Drang verliert sich natürlich im Laufe der Jahre und so bilden sich einige Geschmackszellen zurück. Das bringt uns zu der Frage, ob man seinen Geschmack trainieren kann oder ob es unausweichlich ist, dass dies Fähigkeiten im Laufe des Lebens immer mehr abnehmen.

Derzeit geht man bei der Erforschung des Geschmacks von fünf sogenannten Grundqualitäten aus. Das sind: süß, sauer, salzig, bitter und herzhaft würzig, auch als umami bekannt. Diese wiederum bilden die Basis für die Mischung der unterschiedlichsten Geschmacksrichtungen, die wir in unserer Nahrung finden.

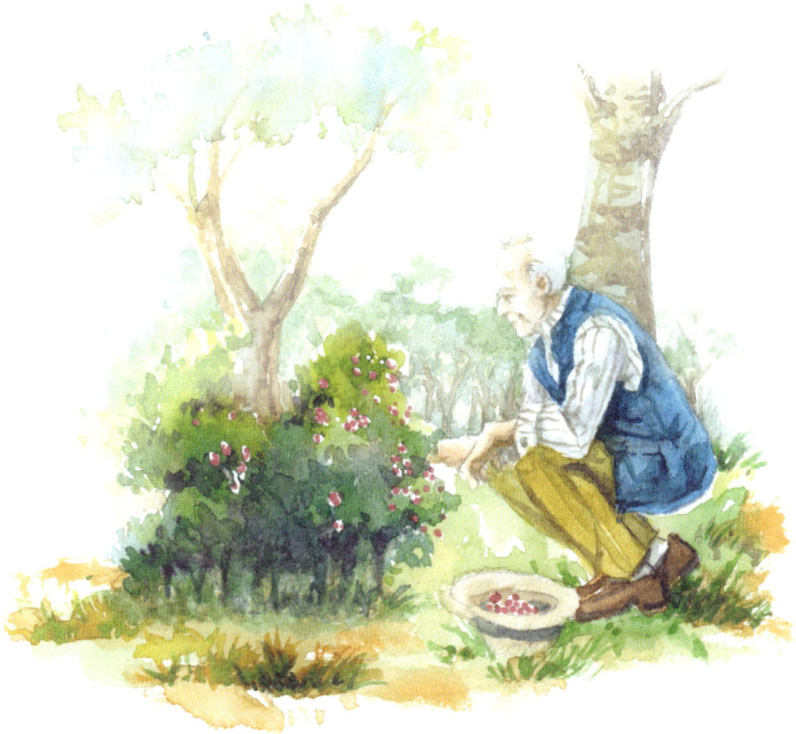



Wir wollen hier nicht auf alle Geschmacksrichtungen eingehen, sondern uns nur mit zwei davon etwas näher beschäftigen, da sie häufig mit den Früchten des Waldes in Verbindung gebracht werden. Es handelt sich um süß und bitter. Jedoch raten wir dir dringend davon ab, Beeren oder andere Pflanzenteile, bei denen du dir nicht einhundertprozentig sicher bist, worum es sich handelt, zu verzehren. Natürlich geht nichts über den Geschmack von frischen Himbeeren oder saftigen Brombeeren. Auf der anderen Seite gibt es auch Früchte, die mehr als nur Übelkeit und Erbrechen hervorrufen können. Beginnen wir aber zuerst mit dem Angenehmen.

**Koste niemals eine Beere, die du nicht kennst, auch wenn sie noch so verlockend aussieht.**

Der süße Geschmack vieler Speisen wird heutzutage vor allem durch industriellen Zucker hervorgerufen. Die natürlichen Ressourcen wie Fruchtzucker und Milchzucker reichen unserem verwöhnten Gaumen oftmals nicht mehr aus. Das kommt auch oft daher, dass wir zu schnell essen und den ursprünglichen Aromen nicht genug Zeit lassen, sich zu entfalten. Mache einmal das Experiment und kaue ein Stück Brot oder Brötchen 36-mal. Du wirst erstaunt sein, wie süß es am Ende schmeckt. Die Vorliebe für Süßes soll angeboren sein, denn dieser Geschmack signalisiert, dass sich in der Nahrung überlebenswichtige Kohlenhydrate befinden.

Der Evolution verdanken wir ebenfalls unsere Abneigung gegen extrem bittere Speisen. Die meisten Pflanzen, die giftig sind, schmecken bitter. Halte dich daher unterwegs immer an folgende Regel: Wenn du etwas kostest, was bitter ist, dann spucke es sofort aus!

Unser Geschmack lässt nicht nur mit dem Alter nach, sondern auch, wenn wir ständig Fertiggerichte zu uns nehmen, die mit Geschmacksverstärkern angereichert sind. Es gibt zwei einfache Möglichkeiten, ihn zu trainieren. Abwechslungsreiche, natürliche Nahrung sowie langsames und achtsames Essen. Am besten lässt sich das bei einem Picknick im Anschluss an das Waldbaden kombinieren. Du wirst dich wundern, um wie viel leckerer es draußen schmeckt. Das liegt auch daran, dass man sich bei einem Picknick viel mehr Zeit zum Essen lässt als im Alltag.



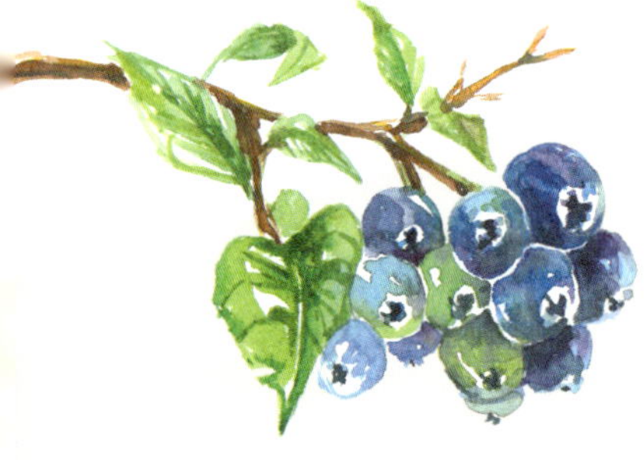

**Tu deinem Leib etwas Gutes, damit deine Seele Lust hat, darin zu wohnen.**

—— Teresa von Ávila

# STILLSTEHEN UND BEWEGEN

Wir wissen es schon lange: Zu vieles Sitzen macht krank. Wer gesund sein will, der sollte sich auch entsprechend bewegen. Leider ist unser Alltag meist nicht so ausgerichtet, dass wir auf ein vernünftiges Maß an Bewegung kommen. Schon die Kinder haben ein entsprechendes Defizit. Das ist nicht nur der Schule geschuldet, sondern auch der Zeit, die sie am Computer oder vor dem Fernseher in ihrem Zimmer verbringen. Wer nicht gerade einen Beruf ergreift, bei dem eine abwechslungsreiche körperliche Bewegung zum Arbeitsalltag gehört, der sitzt oft im Büro oder übt Tätigkeiten aus, die ihn einseitig belasten. Beides ist nicht gerade förderlich für die Gesundheit.

Dass dir eine entsprechende Bewegung im Alltag fehlt, kannst du auch an verschiedenen Anzeichen feststellen. Wenn du häufig müde bist, dann kann das am Stress, an einer falschen Ernährung oder auch am Bewegungsmangel liegen. Fehlt uns eine entsprechende Bewegung, dann werden die Muskeln schlapp und das macht uns müde. Vielleicht bist du öfter schlecht gelaunt. Auch hier kann die Ursache darin liegen, dass du zu wenig unterwegs bist. Es ist wissenschaftlich erwiesen, dass eine rege körperliche Betätigung das Glückshormon Serotonin freisetzt. Mache doch selber einmal die Probe aufs Exempel und gehe, wenn du dich so richtig mies und unmotiviert fühlst, eine Stunde spazieren. Du kannst natürlich auch Yoga, Qigong oder Taichi machen. Hauptsache, du bewegst dich. Beobachte dabei, was das mit deiner schlechten Laune macht. Langes Sitzen solle sogar das Gehirn schwächen, hat die Forschung festgestellt. Körper und Geist sollten, wenn möglich, immer eine Einheit bilden. Bleibt ein Teil davon unbeweglich, dann hat das auch Auswirkungen auf den anderen.

Ein Waldbad bietet dagegen eine willkommene Abwechslung. Hier kannst du dich deinen Bedürfnissen entsprechend bewegen. Gehe langsam oder vielleicht auch etwas schneller, mache verschiedene Übungen, bei denen du dich bücken musst, um etwas aufzuheben. Klettere über etwas hinüber oder hinauf. Recke dich, wenn du ungewohnte Bewegungen ausführst. Gehe rückwärts oder barfuß. Bleibe einfach mal stehen und drehe dich um die eigene Achse.

Einfach mal stehen bleiben und nichts tun, ist auch so etwas, was wir im Alltag selten praktizieren. Vielleicht fragst du dich jetzt, warum wir zuerst ein Plädoyer für das Bewegen abgeben und jetzt das Stillstehen favorisieren. Denke einmal an deinen Alltag. Gehen wir einmal davon aus, dass du zu viel sitzt. Aber selbst wenn du das tust, dann machst du meistens noch irgendetwas dabei. Du gibst auf der Arbeit Daten in den Rechner ein, du schaust nach Feierabend in dein Smartphone, in den Fernseher oder spielst am Computer. Du gehst also immer auch einer Tätigkeit nach. Dabei hast du meist das Gefühl, dass du noch dieses und jenes erledigen musst. Da gibt es immer noch etwas, das du schaffen sollst oder willst. Eine bestimmte Aufgabe muss zu einem Termin erledigt sein, den nächsten Level beim Spielen willst du noch erreichen, bevor du aufhörst. Nur noch die Mails checken, schauen, was auf Instagram los ist oder was es Neues in den Statusmeldungen gibt.



Wie oft nimmst du dir Zeit, um nichts zu tun? Wie oft darf sich dein Kopf ausruhen, ohne dass du über irgendwelche Aufgaben, die noch zu erledigen sind, nachdenkst? Wie oft erlaubst du deinen Gedanken, einfach auf die Reise zu gehen oder davonzufliegen? Körper und Geist sollten eine Einheit bilden, hatten wir festgestellt. Während unser Körper oft zu wenig bewegt wird, findet unser Geist zu selten Ruhe. Beim Waldbaden erhältst du die Gelegenheit, beides wieder in Einklang zu bringen. Einerseits bekommst du hier die ideale Möglichkeit, um einmal still dazustehen und nichts zu machen. Und anderseits kannst du dich so bewegen, dass dein Körper neue Energie tankt. So wirst du dich rundum wohlfühlen.

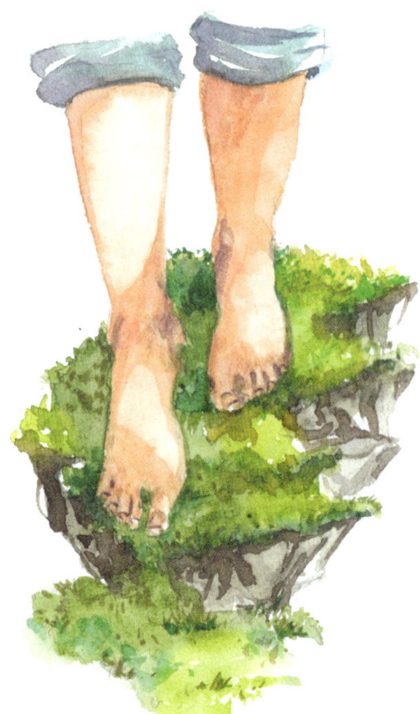

# WALDBADEN FÜR ZUHAUSE

Wir glauben, dass nichts den Aufenthalt im Wald ersetzen kann. Keine noch so gut gestaltete virtuelle Welt kann die Effekte und Synergien toppen, die dir ein echtes Waldbad bringt. Aber wir wissen auch, dass das Leben nicht immer so ist, wie wir es uns wünschen. Und wenn es aus welchen Gründen auch immer einmal nicht möglich ist, dass du dich in den Wald begibst oder wenigstens einen Park aufsuchst, dann solltest du andere Möglichkeiten finden, um der Natur nahe zu sein.

Bleibende Erinnerungen an das Waldbaden schaffst du dir, indem du ein Erlebnistagebuch führst. Anregungen dazu findest du im dritten Teil dieses Buches. Aber es steht dir natürlich frei, wie du deine Aufzeichnungen gestaltest. Ein Bulletjournal ist eine weitere Möglichkeit, um Eindrücke zu bewahren. Es handelt sich dabei um ein individuelles und sehr persönliches Notizbuch. Ursprünglich wurde es entwickelt, um Erinnerungen, To-do-Listen, Ideen sowie Zeitplanung und andere organisatorische Aufgaben festzuhalten. Welche Rubriken du wählst und wie du das Ganze strukturierst, bleibt dir überlassen. Du kannst dort eintragen, was dich bewegt und welche Entdeckungen du gemacht hast. Notiere, welche Fragen auftauchen, und ergänze deine Aufzeichnungen später mit den recherchierten Antworten. Versieh alles mit Fotos, Zeichnungen oder getrockneten Naturmaterialien. Schreibe auf, was du beim nächsten Waldbesuch unbedingt machen oder mitnehmen willst. So verschaffst du dir einen Überblick über das Erlebte, hältst deine Erkenntnisse fest und gewährst dir die Möglichkeit, dank der visuellen Denkzettel jederzeit an vergangene Abenteuer anzuknüpfen. Wenn es dir also einmal absolut an Zeit fehlt, in den Wald zu gehen, schlage dein Journal auf und schwelge in den Erinnerungen.



Wenn es dir möglich ist, dann verschönere dein Zuhause und deinen Arbeitsplatz mit Pflanzen. Das Grün ihrer Blätter wird dir die heilsame Wirkung des Waldes ins Gedächtnis rufen und verbessert die Luft in den Innenräumen. Sie filtern Schadstoffe und erhöhen die Luftfeuchtigkeit. Außerdem macht ihr Anblick uns nicht nur glücklicher, sondern er beruhigt uns auch.

Mithilfe von hochwertigen ätherischen Ölen können wir einen Teil vom Duft des Waldes in unser Zuhause holen. Wichtig ist, wenn du dich für diese Möglichkeit entscheidest, dass du dir ein wirklich hochwertiges und rein natürliches Duftöl besorgst. Das hat einen größeren Einfluss als die Art des Diffusers, den du verwendest, um den Duft an die Raumluft abzugeben.

Zedernholz vertreibt nicht nur Ungeziefer aus Schränken und Schubladen, sondern gibt seinen sanften Geruch an die Umgebung ab. Lege ein Stück oder ein Säckchen mit Spänen zwischen deine Wäsche und sie wird dich mit ihrem Geruch immer an einen Aufenthalt im Wald erinnern.

Wenn du schlecht einschlafen kannst oder Konzentrationsprobleme hast, dann ist ein Spaziergang in der Natur natürlich immer das Beste. Lässt sich das nicht realisieren, dann hilft dir vielleicht eine Aufnahme mit Naturgeräuschen. Schließe die Augen, lausche und stelle dir vor, du bist an deinem Lieblingsplatz unter den Bäumen.

Falls du dich im Alltag gestresst fühlst, solltest du dir etwas Bewegung gönnen. Qigong, Taichi und auch Yoga sind genau das Richtige für solche Situationen. Führe die Übungen nach Möglichkeit im Freien oder wenigstens vor dem offenen Fenster aus. So kannst du zumindest einen kleinen Teil der wohltuenden Wirkungen des Waldbades erreichen.

Und noch einen letzten Tipp haben wir für dich. Gehe so oft wie möglich barfuß. Wir laufen die meiste Zeit des Tages auf glatten und ebenen Flächen. Im Wald wäre das durch die wechselnden Untergründe anders. Verzichtest du ab und zu mal auf die Schuhe, dann kannst du diesen Effekt etwas nachstellen. Barfuß laufen stärkt Füße und Beine, denn es beansprucht Muskeln, Sehnen und Bänder erheblich stärker, als dies in bequemen und weichen Schuhen der Fall ist.

# WALDBADEN AUF VERSCHIEDENE ARTEN GENIESSEN

Du kannst das Waldbaden allein, als Paar, mit der Familie oder mit anderen Menschen genießen. Auch hier trifft der altbekannte Spruch „alles kann, nichts muss" zu. Wie du dein Waldbad organisierst, ist dir überlassen. Unser Buch bietet dir eine Menge Übungen an, mit denen du den Effekt eines Waldaufenthaltes maximieren kannst. Natürlich ist der auch immer davon abhängig, mit wem du dich in den Wald begibst. Das sollten im besten Falle Menschen sein, die du magst, denen du vertraust und mit denen du dich wohlfühlst, damit dir dein Waldbaden in guter Erinnerung bleibt und die positive Wirkung auch noch lange anhält. Vergiss nicht: Wir haben es in der eigenen Hand, etwas für unsere Gesundheit und unser Wohlbefinden zu tun.



## Geführtes Waldbaden mit einem Kursleiter

Falls du vorher noch nie Waldbaden praktiziert hast, dann würden wir dir raten, dich zum allerersten Mal einer Gruppe mit einem ausgebildeten Kursleiter für Waldbaden anzuschließen. Die gibt es inzwischen an vielen Orten in Deutschland, Österreich und der Schweiz. Dort bekommst du einiges an Grundwissen vermittelt und verschiedene spannende Übungen gezeigt. Danach dürfte es kein Problem mehr sein, diese neuen Erfahrungen ohne Anleiter umzusetzen. Mit dem errungenen Wissen und unserem Buch bist du gut ausgerüstet, um auch ohne Unterweisung ein wirksames Waldbad zu erleben.

Warum empfehlen wir zuerst einmal, mit einem Kursleiter zum Waldbaden zu gehen? Du warst sicher schon öfter im Wald unterwegs. Reicht das nicht? Gibt es einen Unterschied zwischen einem Waldspaziergang und dem Waldbaden? Den gibt es tatsächlich. Wenn du einfach nur so in den Wald gehst, dann wirst du dich ähnlich wie im Alltag benehmen. Du wirst schnell gehen, mit den Gedanken bei der Arbeit oder bei irgendwelchen Problemen sein und dir vielleicht nicht die nötige Zeit nehmen, um deine Achtsamkeit zu trainieren. Vielleicht willst du auch Sport treiben oder ein bestimmtes Ziel erreichen. Das alles ist zwar auch eine Art der Erholung, bringt dich aber nicht in den ruhigen Zustand, den du durchs Waldbaden finden kannst. Unter fachkundiger Anleitung wirst du eine ganz neue Methode entdecken, wie man durch Achtsamkeit zur Ruhe kommen kann.

**Mit einem ausgebildeten Kursleiter für Waldbaden hast du einen kompetenten Führer an deiner Seite, der es dir erlaubt, den Aufenthalt in der Natur in vollen Zügen zu genießen. Du brauchst dich um nichts zu kümmern und darfst dich ganz der wohltuenden Wirkung des Waldes hingeben.**



Obwohl wir in diesem Buch nicht weiter auf diese Möglichkeit eingehen, sollte sie doch erwähnt werden. Da das Waldbaden schon seit einiger Zeit ein anerkannter Trend ist, der sich ständig fortsetzt, gibt es auch viele Menschen, die Waldbaden als Kurs anbieten. Die meisten von ihnen sind ausgebildete Kursleiter und verfügen über ein fundiertes Wissen. Falls du dich so einer Gruppe anschließen möchtest, kannst du natürlich vorher nicht wissen, wer sonst noch daran teilnimmt. Das sollte dich aber nicht abschrecken.

Leute, die es zum Waldbaden zieht, haben im Allgemeinen eine gute Beziehung zur Natur, was eine gemeinsame Basis schafft. Falls du Führungen bei verschiedenen Kursleitern belegst, dann wundere dich nicht, dass sie ganz unterschiedlich ausfallen können. Das hängt von der Ausbildung ab: Es gibt inzwischen verschiedene Institute und Akademien, die zwar alle Waldbaden-Ausbildungen anbieten, aber unterschiedliche Schwerpunkte setzen. Außerdem ist jeder Mensch ein bisschen anders. Je nach Charakter und Vorbildung des Kursleiters kann sich ein Waldbaden vom anderen unterscheiden. Ein Förster wird sicher andere Schwerpunkte setzen als eine ausgebildete Heilpraktikerin. Eine Kräuterfrau legt den Fokus anders als ein Physiotherapeut. Das alles hat seine Berechtigung, solange du dich wohlfühlst und der angestrebte Effekt des Waldbadens erreicht wird.

## Waldbaden als Gruppe

Wir gehen jetzt einfach mal davon aus, dass du bereits erfahren hast, wie wohltuend ein Waldbad ist. Vielleicht möchtest du so ein Erlebnis mit deinen Freunden teilen und schlägst ihnen vor, gemeinsam in den Wald zu gehen. Das kannst du natürlich auch wieder am einfachsten mit einem ausgebildeten Kursleiter machen. Vielleicht möchtest du jedoch ein solches Angebot aus verschiedenen Gründen nicht annehmen. Oft ist es auch eine Frage des Termins, die verhindert, dass man ein angekündigtes Waldbaden besucht.

Wenn du an keinem geführten Kurs teilnimmst, gibt es trotzdem verschiedene Möglichkeiten für dich, dein Waldbaden zu organisieren. Da wäre einmal die Option, dass du mit einer Gruppe von anderen Menschen in den Wald gehst. Sicherlich wirst du dafür solche Leute einladen, die dir von vornherein sympathisch sind. Trotzdem gilt es, im Vorfeld einiges zu bedenken. Unser Verhältnis zur Natur ist von unseren Erfahrungen geprägt. Es macht Sinn, wenn du bei der Auswahl der Personen, die dich begleiten sollen, darauf achtest, dass sie sich in ihren Ansichten nicht zu sehr unterscheiden. Vermeide es auch, jemanden zum Waldbaden zu überreden. Wer nur mitkommt, um dir einen Gefallen zu tun, der ist nur bedingt als Weggefährte geeignet. Es macht keinen großen Spaß, wenn du auf jeden Vorschlag, den du unterbreitest, eine kleine provokante Antwort erhältst.

Für die Variante des Waldbadens in der Gruppe findest du zahlreiche Übungen in unserem Buch. Im Vorfeld solltest du jedoch einiges klarstellen. Damit das Ganze nicht zu einem bloßen Waldspaziergang, der natürlich auch sehr nett ist, gerät, ist es wichtig, dass jemand „den Hut aufhat". Einer der Teilnehmenden, das wirst sicher dann du sein, sollte sich bereit erklären, bei Bedarf die Übungen anzusagen oder anzuleiten.

Du bestimmst die Pausen und entscheidest schlussendlich, welchen Waldweg ihr einschlagen werdet.

**Waldbaden in der Gruppe bedeutet nicht, dass wir eine Plauderstunde in der Natur abhalten. Stattdessen schaffen wir uns stille Erlebnisse, über deren Wirkung und Bedeutung wir uns erst im Nachhinein unterhalten.**

Man könnte die ganze Sache vielleicht auch demokratisch regeln. Aber das würde sicher einige Diskussionen hervorrufen. Beim Waldbaden geht es aber vor allem auch darum, Stille zu erfahren und dabei ruhig zu werden. Achtsamkeit verträgt sich nicht unbedingt mit einer ausgelassenen Plauderstunde. Selbst die Eindrücke, die beim Waldbaden gewonnen werden, sind nicht immer dazu geeignet, sofort in der Gruppe diskutiert zu werden. Darum ist es besser, etliche Dinge im Vorfeld zu klären und beispielsweise eine allgemeine Auswertung zum Ende anzusetzen. Dafür ist ein gemeinsames Picknick als Abschluss besonders geeignet.

Wenn du dich entschlossen hast, die Gruppe sozusagen anzuleiten, dann macht es Sinn, wenn du dir die Übungen, die du während des Waldbadens vorschlagen möchtest, schon vorher aussuchst. Versieh sie mit entsprechenden Lesezeichen, dann kannst du jederzeit flexibel auf die unterschiedlichen Gegebenheiten reagieren.

Bist du mit Freunden im Wald unterwegs, dann könnt ihr euch durch das Waldbaden gemeinsame Erlebnisse schaffen. Vielleicht werdet ihr beim Ausführen der einzelnen Übungen erstaunt feststellen, dass ihr unterschiedliche Herangehensweisen praktiziert. Es ist sicher eine spannende Erfahrung, zu erkennen, welche unterschiedlichen Lösungswege es gibt. Es wird sich vielleicht auch schnell herausstellen, wer von euch ungeduldig, vorsichtig oder bestimmend ist. Möglicherweise entwickelt sich auch eine Gruppendynamik, mit der du nicht gerechnet hast, oder jemand zeigt Talente, die im Alltag stets verborgen waren. Beim Waldbaden durchbricht man die tägliche Routine, lernt neue Situationen kennen und muss sich auf Ungewohntes einstellen. Etliche der in diesem Buch vorgeschlagenen Übungen werden zu zweit oder zu mehreren durchgeführt. Dadurch entstehen Situationen und Erlebnisse, die das Gemeinschaftsgefühl einer Gruppe stärken und als schöne Erinnerung einen Zusammenhalt schaffen.

## Solowaldbaden

Natürlich kannst du dich auch ganz allein zum Waldbaden aufmachen. In der heutigen Zeit gibt es oft nur wenige Momente, in denen wir ganz bei uns sein dürfen. Allein zu sein, heißt keineswegs, einsam zu sein. Für uns alle gilt, dass sich im Alltag nur wirkliche Entspannung einstellt, wenn man auch einmal allein ist.

Darum findest du in diesem Buch auch etliche Übungen, für die kein Partner benötigt wird, sondern bei denen du quasi allein der Natur gegenüberstehst. In solchen Momenten erfährst du Ruhe und entdeckst deine Kreativität. Nur im Alleinsein lässt sich das Eins-Sein mit allen Sinnen erfahren. Darum gehört Solowaldbaden zu den ganz besonderen Erlebnissen. Nichts lenkt dich ab, kein anderer Mensch fordert deine Aufmerksamkeit. Du kannst ganz im Hier und Jetzt verweilen. Mache dir keine Sorgen, du wirst dich nicht langweilen. Wir glauben eher, dass du die Zeit vergessen und erstaunt sein wirst, wie angenehm es ist, ganz bei sich zu sein.

Da du allein unterwegs bist, kannst du jeder Situation so viel Aufmerksamkeit schenken, wie du möchtest. Niemand wird dich zum Weitergehen auffordern, wenn du eigentlich noch verweilen willst. Du hast sozusagen alle Zeit der Welt, um deine Erfahrungen zu machen. Falls dir ein Platz oder eine Übung nicht gefällt, kannst du weiterschlendern oder einfach damit aufhören. Niemand wird deine Achtsamkeitsübungen durch Geplauder stören oder versuchen, dich zu überzeugen, dass du dich seiner Meinung anschließt.

Allerdings solltest du, wenn du dich für das Solowaldbaden entscheidest, auch über eine gewisse Portion Grundvertrauen verfügen. Der Aufenthalt im Wald ist grundsätzlich nicht gefährlicher als anderswo. Trotzdem scheuen sich viele Menschen davor, allein in die Natur hinaus zu ziehen. Solltest du zu denen gehören, die bei jedem unbekannten Geräusch zusammenzucken und hinter jedem Baum ein gefährliches Tier vermuten, dann wirst du dich nur schlecht entspannen können. Versuche daher, zuerst einmal in der Nähe von solchen Plätzen zu bleiben, wo sich andere Menschen aufhalten. Nach und nach kannst du bei späteren Unternehmungen deine Kreise weiter ausdehnen. Mit der zunehmenden Erfahrung, dass es allein im Wald nicht gefährlich ist, wird deine Selbstsicherheit zu- und die Angst abnehmen.

**Wenn du dich allein zum Waldbaden begibst, dann erhältst du die wundervolle Chance, zur Ruhe zu kommen und Erfahrungen zu machen, die es nicht nötig haben, von anderen bestätigt zu werden.**



Mit dir allein zu sein, bedeutet auch, eine besondere Beziehung zu dir aufzubauen. Wann nimmst du dir im Alltag Zeit, deine Gefühle zu reflektieren? Wann erlaubst du es dir, dich nur um deine Bedürfnisse zu kümmern? Meist sind wir nicht nur im Beruf, sondern auch im Privatleben so eingespannt, dass wir hauptsächlich auf Reize von außen reagieren. Allein im Wald zu sein, verschafft dir Zeit und Möglichkeiten, nach deinen Vorstellungen zu agieren. Gehe in dem Tempo, in welchem du gehen möchtest. Mache Pausen, wann immer dir danach ist. Schau dir das genau an, von dem du denkst, dass es deine Aufmerksamkeit verdient.

Falls du dich jetzt für ein bisschen sonderbar oder einen Eigenbrötler hältst, dann lass dir gesagt sein: Es gibt einen ziemlichen Unterschied zwischen einsam und allein sein. Man kann sich in einer großen Gruppe sehr einsam und verlassen vorkommen. Und außerdem sollte es dir vollkommen egal sein, was deine Umwelt dazu sagt, wenn du zum Solowaldbaden aufbrichst. Wichtig ist nur, wie du dich fühlst und dass es deine Entscheidung ist, allein unterwegs zu sein. Es gibt viele Menschen, die sich scheuen, etwas ohne Begleitung zu machen, weil sie das Alleinsein mit Einsamkeit gleichsetzen. Einsam ist man aber nur, wenn man sich diese Situation nicht freiwillig ausgesucht hat. Hast du dich jedoch aus einem inneren Entschluss, weil du vielleicht keine Ablenkung haben möchtest, entschieden allein in den Wald zu gehen, dann wirst du dich sicher nicht einsam fühlen und deine Freude daran haben.

## Waldbaden für Paare

Gemeinsame Erlebnisse sind die Grundlage für schöne Erinnerungen. Ganz gleich, ob man sich erst gefunden hat oder schon lange zusammen ist, mit einem Waldbad kann man eine ganz besondere Beziehung festigen. Zu zweit lassen sich alle Übungsanregungen aus unserem Buch umsetzen. Dazu werden dann noch Tipps gegeben, bei denen man als Paar agiert. Dabei kommt es oft darauf an, sich zu vertrauen. Das ist, wie wir alle wissen, die Grundlage für eine gute Beziehung. Geht ihr zu zweit in den Wald, dann unterstützt ihr nicht nur euer Immunsystem und fördert eure Gesundheit. Ihr schafft die Basis für spätere Zeiten. Gemeinsame positive Erinnerungen können wie ein Elixier wirken, das in schwierigen Momenten den Zusammenhalt stärkt.

Der Volksmund sagt, dass neue Erfahrungen frischen Wind in die Liebe bringen. So ein Waldbaden für Paare könnte daher auch einmal als Überraschung herhalten. Das klappt, wenn du dir sicher sein kannst, dass es gut aufgenommen wird. Hier gilt im Grunde genommen für die Vorbereitung das Gleiche wie bei einer Gruppe. Suche dir vorher die entsprechenden Übungen heraus. Fast alle kommen ohne Hilfsmittel und Materialien aus. Was du dazu brauchst, findest du bis auf wenige Ausnahmen in der Natur.

Wenn das Waldbaden für Paare gut ankommt, dann spricht auch nichts dagegen, eine Art wiederkehrende Auszeit für zwei daraus zu machen. Wiederholbare Erlebnisse sind etwas, was einer Beziehung sehr guttun kann. Ein regelmäßiges gemeinsames Waldbaden schafft eine ganz besondere Basis, die sich zu einem persönlichen Ritual entwickeln darf.

Immerhin verbringt man dabei eine längere Zeit ohne äußere Ablenkung gemeinsam, was sich im Alltag meist als schwierig herausstellen könnte. Wie lang ihr die Zweisamkeit ausdehnt, das liegt natürlich in eurem Ermessen. Nichts spricht dagegen, auch mal einen ganzen Tag im Wald zu verbringen.

Die gemeinsame Zeit ist etwas, wovon man noch im Nachhinein zehren kann. Eindrücke, Erlebnisse, Gefühle und Beobachtungen mit einem Herzensmenschen zu teilen, macht diese besonders wertvoll. Die Vertrauensbasis einer Partnerschaft erlaubt es, dass man auch einmal über ungewöhnliche Empfindungen spricht, wenn im Nachhinein ein Resümee über das Waldbad gezogen wird. Im Mitmachteil am Ende des Buches lassen sich gemeinsame Erlebnisse festhalten und als Erinnerung für Zeiten, in denen der Alltagsstress wenig Zweisamkeit erlaubt, aufbewahren. Damit kann man den Effekt des Waldbadens für spätere Momente konservieren. Die schönsten Geschichten, die von Ereignissen berichten, die für einen Zusammenhalt sorgen, beginnen meist mit den Worten: „Weißt du noch …?"



**Waldbaden zu zweit ist die ideale Gelegenheit, gemeinsam den Alltag hinter sich zu lassen. Ihr könnt neue Eindrücke gewinnen und Erfahrungen machen, die ein Teil eurer persönlichen Beziehungsgeschichte werden. So kann sich der Aufenthalt in der Natur zu einem unvergesslichen Erlebnis entwickeln.**

Paare, die kleine Kinder haben, vermissen oft die Zeit, in der sie sich einmal ganz auf ihre Beziehung konzentrieren können. Natürlich ist Waldbaden in Familie auch ein tolles Erlebnis, darauf gehen wir im nächsten Abschnitt ein. Für eine ausgeglichene Partnerschaft braucht es aber auch ein gewisses Maß an Zweisamkeit. Das sollte sich nicht nur auf eine gemeinsame Fernsehzeit beschränken. Erlebnisse und Erfahrungen zu zweit schaffen Bindungen, die es ermöglichen, einen anstrengenden Alltag besser zu bewältigen. Geht man als Paar zum Waldbaden, kann man leichter entspannen und abschalten. Die verantwortungsvolle Rolle als Eltern ist in diesem Fall nicht gefragt. Nun ist die Möglichkeit gegeben, sich ganz auf sich und den Lieblingsmenschen zu konzentrieren.

Jetzt ist Zeit, Dinge wahrzunehmen, an denen sich der Blick erfreut. Kleinigkeiten, an denen man sonst in Eile vorbeigeht, können bemerkt und gewürdigt werden. Das Miteinander und das Reden über die gemeinsamen Gefühle schaffen die Basis für eine Partnerschaft, die sich im Alltag bewährt. Versuche, regelmäßig Freiräume für ein Zusammensein zu gestalten, und du wirst sehen, dass das Waldbaden für Paare auch neuen Schwung in Langzeitbeziehungen bringt.

## Waldbaden für Senioren

Nur weil sie älter sind und vielleicht einige körperliche Einschränkungen haben, heißt es für Senioren noch lange nicht, dass sie auf die angenehmen Seiten des Waldbadens verzichten müssen. Wenn du also nicht mehr fit genug bist, um längere Zeit durch den Wald zu laufen, dann solltest du dir einen Platz aussuchen, an dem du die freie Natur im Sitzen genießen kannst. Es gibt in fast jedem Naherholungsgebiet offizielle Rast- oder Grillplätze, die dir als Basis für deine Unternehmung dienen können. Wo sich diese genau befinden, kannst du vom örtlichen Tourismusverein erfahren oder entsprechenden Wanderkarten entnehmen. Wenn du noch Auto oder Fahrrad fährst, dann erreichst du sie auf diese Art. Falls du diese Möglichkeit nicht nutzen kannst, dann bitte einen Bekannten oder ordere ein Taxi, um in den Wald zu kommen. Vergiss nicht, die genaue Zeit abzusprechen, wann du wieder abgeholt werden willst.

Packe dir also eine Tasche mit etwas zu trinken und einem Snack und lass dich auf eine neue Erfahrung ein. Vergiss ebenfalls nicht, ein Sitzkissen einzupacken, denn es kann sein, dass die Bank, auf der du sitzen willst, kalt oder hart ist. Wenn du so etwas besitzt, dann nimm auch ein Bestimmungsbuch für Vögel oder Pflanzen mit, falls du etwas entdeckst, von dem du gern wüsstest, was es ist.

Es ist kein Problem, ein Waldbad durchzuführen, ohne dass du weitere Strecken zurücklegen musst. Wenn du dich dazu entschließt, wirst du nicht nur neue Eindrücke gewinnen, sondern auch frischen Schwung in dein Leben bringen. Es liegt an dir, wie du deine Freizeit gestaltest. Lass dich auch von einer eingeschränkten Mobilität nicht davon abhalten, Abwechslung und frische Impulse in deinen Alltag zu bringen. Es gibt eine ganze Reihe von Möglichkeiten, die dir offenstehen.

Dein Alter sollte nicht zum Hinderungsgrund werden, um kreativ zu sein. Wenn es dir schwerfällt, ein Bild aus Naturmaterialien auf dem Waldboden zu gestalten, dann nimm einen Stamm, einen Baumstumpf oder einen großen Stein als Unterlage. Ist nichts davon in der Nähe, entwirf dein Kunstwerk auf der Bank oder auf dem Tisch. Selbst wenn du keine entsprechende Unterlage dafür mitgenommen hast, sollte dies dich nicht davon abhalten, deiner Fantasie freien Lauf zu lassen. Vielleicht musst du dein Bild oder deine Installation hinterher wieder abräumen, aber davon solltest du dich nicht hindern lassen.



Auch wenn du noch gut sehen kannst, ist es sicher spannend für dich, die Oberflächen verschiedener Naturmaterialien zu ertasten. Bist du nicht allein unterwegs, dann lassen sich viele der im zweiten Kapitel dieses Buches aufgeführten Übungen auch im Sitzen ausführen. Vielleicht werft ihr auch einmal alle Bedenken über Bord und singt einige Lieder. Das Singen an der frischen Luft ist eine besondere Wohltat für die Lungen. Du wirst erstaunt sein, wie gut man sich danach fühlt. Wer es etwas leiser mag, der kann aus einem mitgebrachten Gedichtband rezitieren oder ein Werk aus dem Gedächtnis aufsagen.

**Auch wenn du in deiner Mobilität eingeschränkt bist, musst du nicht auf die erholsamen Wirkungen eines Waldbades verzichten.**

Zu einem Waldbad gehören im Allgemeinen auch einige Bewegungsübungen. Für Menschen, die nicht so lange stehen können, eignen sich Qigong-Übungen besonders gut. Viele der einfachen Bewegungen können im Sitzen ausgeführt werden. Dafür benötigt man weder spezielle

Kleidung noch muss man besonders sportlich sein. Man braucht dazu nur so viel Platz, wie nötig ist, um die Arme ungestört zu bewegen. Es ist immer besser, wenigstens so viel zu machen, wie die körperlichen Befindlichkeiten es zulassen, als nichts zu unternehmen. Eine weitere Möglichkeit, etwas für deine Gesundheit zu tun, sind Atemübungen. Die haben im Wald natürlich einen viel größeren Effekt, als wenn du sie zu Hause in deinen vier Wänden ausführst. Du wirst erstaunt sein, was moderate Bewegungen und gezieltes Atmen für einen großen Einfluss auf deine körperliche Fitness und dein Wohlbefinden haben.

## Ein Waldbad mit Senioren unternehmen

Dieser Abschnitt ist einer besonderen Art des Waldbadens gewidmet. Natürlich kannst du die Senioren deiner Familie mit zu einem gemeinsamen Ausflug nehmen. Sie werden dir sicher dankbar dafür sein und mit einigen Geschichten zur Unterhaltung beitragen. Wir denken, dass du selbstverständlich darauf achtest, dass sie eventuell nicht so weit laufen können und sich oft nicht gern auf den blanken Waldboden setzen. Das kann daran liegen, dass ihnen das Sitzen auf dem Boden unbequem ist oder sie befürchten, nicht mehr aufstehen zukönnen.



Nicht alle Senioren haben jedoch das Glück, in eine Familie eingebunden zu sein, die eine Liebe zum Waldbaden hegt. Als Trainer im Sportverein, ehrenamtliche Helferin im Seniorenkreis oder wie auch immer kannst du etwas dazu beitragen, dass auch ältere Menschen in die Lage kommen, einen Waldaufenthalt zu genießen. Gemeinsam mit den Betreuern kannst du aus diesem Buch einige Übungen heraussuchen, die euch geeignet erscheinen. Im Kapitel „Übungen für Senioren" haben wir noch einmal einige Tipps zusammengestellt, die sich besonders für diese Altersgruppe eignen. Du brauchst dich aber keineswegs darauf zu beschränken. Man sollte den älteren Menschen nicht zu wenig zutrauen. Wenn sie etwas für sich entdecken, was ihnen Freude bereitet, dann wachsen sie oft über sich hinaus. Gerade diese Altersgruppe hat es unseres Erachtens verdient, dass man sich die Zeit nimmt, um mit ihnen ein Waldbad zu genießen. Das unterstützt die Gesundheit, stärkt ihre Abwehrkräfte und verschafft Lebensfreude.

Durch das Waldbaden lassen sich alle Sinne ansprechen. Bei vielen älteren Menschen fehlen im Alltag oft solche Anreize, die außerhalb der täglichen Routine liegen. Vielleicht dauert es daher auch ein bisschen länger, ehe Senioren sich auf die ungewohnten Impulse einlassen. Die verschiedenen Übungen sollen ihre Sinne schulen und ihre Wahrnehmung schärfen. Es kann sein, dass sie anfänglich etwas Scheu haben, die aber bei den meisten schnell verfliegt. Der Aufenthalt in der Natur wird Erinnerungen wecken und ihre Lebensfreude aktivieren. Tasten, Riechen und bewusstes Atmen schärfen die Sinne. Leichte Bewegungen machen Spaß und kurbeln den Kreislauf an. Gemeinsame Erlebnisse schaffen Freude. Ein Waldbad kann besonders für die Senioren eine Erfahrung sein, die ihre Lebensqualität erhöht und gleichzeitig ihr Immunsystem stärkt.

**Auch wenn das Alter manchmal die Beweglichkeit einschränkt, freuen sich viele Senioren darüber, wenn du dir die Zeit nimmst und sie zum Waldbaden begleitest. Es gibt verschiedene Übungen, die nicht nur eine angemessene körperliche Herausforderung bieten, sondern auch die Beweglichkeit und das Gedächtnis trainieren.**

Das Waldbaden verschafft gerade älteren Menschen ein Gemeinschaftsgefühl, von dem sie noch länger zehren können. Viele der üblichen Freizeitangebote unserer aktiven Zeit entsprechen nicht ihren Bedürfnissen. Zu schnell, zu hektisch, zu anstrengend. Das stellt sich bei einem Aufenthalt in der Natur anders dar. Hier kann alles auf die Bedürfnisse der Senioren zugeschnitten werden. Sie können nicht weit laufen. Kein Problem, dann bleiben wir in der Nähe des Parkplatzes. Sie möchten bequem sitzen – wir suchen ein Basislager mit entsprechenden Bänken. Selbstverständlich solltest du dich bereits im Vorfeld über solche Wünsche und eventuelle körperliche Einschränkungen informieren. Wenn es für alle schlecht möglich ist, den Wald zu erreichen, dann kann man das Waldbaden natürlich auch im nahe gelegenen Park abhalten. Auch hier lassen sich Erlebnisse schaffen, die die körperliche und seelische Gesundheit stärken.

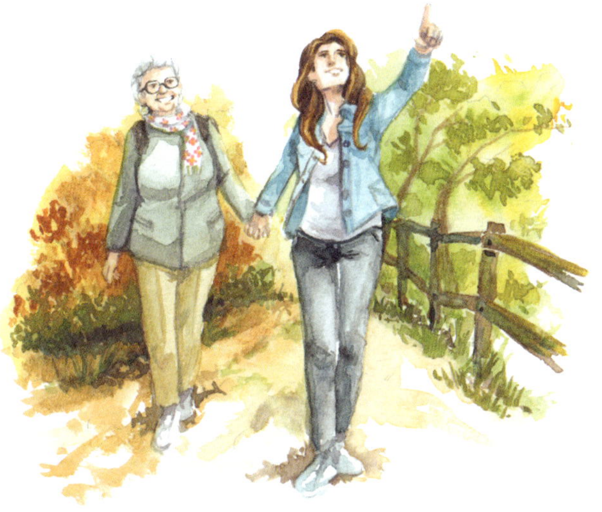

Die frische Luft, der gemeinsame Spaß und der Aufenthalt im Freien machen das Leben bunter und aufregender. Das ist ein echter Jungbrunnen für Körper, Geist und Seele der Senioren. Mit diesem Erlebnis wird nicht nur ihre Gesundheit gestärkt und das Immunsystem angeregt, sondern sie nehmen auch Impulse auf, ihren Alltag aktiver zu gestalten. Waldbaden ist für viele von ihnen etwas Neues. Durch diese Erfahrung dürfen sie erkennen, dass es Sachen gibt, auf die man sich einlassen sollte, obwohl man sie vorher nicht gekannt hat.



**Solange man neugierig ist, kann einem das Alter nichts anhaben.**

—— Burt Lancaster

# AUF ZUM WALDBADEN

Bevor du zum Waldbaden aufbrichst, sind einige wenige Vorbereitungen nötig. Das gilt auch, wenn dein Ziel nur der nahe Stadtwald ist. Informiere dich über das zu erwartende Wetter und wähle deine Kleidung dementsprechend aus. Packe etwas zu trinken und einen kleinen Snack in deinen Rucksack ein. Wenn du dich in ein unbekanntes Gebiet wagst, dann vergiss nicht eine entsprechende Karte und ein Handy für den Notfall mitzunehmen. Bedenke, der Wald ist einigermaßen ungezähmte Natur. Hier gibt es keine asphaltierten Wege. Achte darauf, wohin du deine Füße setzt, damit du dich nicht verletzt. Wenn du allein unterwegs bist, dann informiere vorher andere Leute über dein Vorhaben und kündige an, wann du ungefähr zurück sein willst.

Gleich zum Anfang einige Tipps:



- Besuche ein Waldgebiet, in dem du dich wohlfühlst und wo du ungestört umherstreifen kannst.
- Nimm dein Handy für Notfälle mit, aber schalte es aus oder stumm.
- Bleib ab und zu stehen und folge deinem Gefühl, wenn es dich in eine bestimmte Richtung zieht.
- Sei still und mache keinen Lärm. Erfahre, wie Vögel und andere Tiere ihr Verhalten ändern, wenn sie sich durch dich nicht gestört fühlen. Suche dir einen Platz auf einem Stein oder einem Baumstumpf. Mache kein Geräusch, sondern konzentriere dich auf deine Atmung und beobachte, was um dich her passiert.
- Falls ihr zu mehreren unterwegs seid, dann nehmt euch vor, keine großartigen Gespräche zu führen. Teilt eure Eindrücke, wenn möglich, erst nach dem Waldbaden.

Bist du mit einer Gruppe unterwegs, dann solltet ihr immer auch etwas Zeit einplanen, damit ihr zum Abschluss eure Eindrücke und Erlebnisse teilen könnt. Während des Waldbadens ist dagegen Stille angesagt. Das Sprechen ist natürlich nicht verboten, aber die Idee hinter dem Ganzen ist es, weniger zu reden und mehr zuzuhören.

Normalerweise dauert ein erholsames Waldbaden mindestens zwei Stunden. Manchmal hat man aber die Woche über nicht so viel freie Zeit zur Verfügung. Dann kannst du dir mit einem Mini-Waldbad etwas Entspannung verschaffen. Grundsätzlich ist jeder Aufenthalt in der Natur von Vorteil für die Gesundheit und das Wohlbefinden. Ein kurzer Spaziergang am Waldesrand entlang, um den See herum oder durch den Park kann schon recht erholsam wirken.

Schlendere langsam vor dich hin, atme tief ein und aus und schau dich achtsam um. Lass dir Zeit, um dir einen Baum einmal genauer anzusehen. Nimm ihn zuerst als Ganzes wahr und trete dann näher heran. Entdecke all die Details, an denen du sonst achtlos vorübergehen würdest. Was hat er für Blätter? Ist die Rinde glatt oder gefurcht? Sind seine Wurzeln vollständig unter der Erde verborgen oder winden sie sich wie Schlangen durch das Gras? Nimm dir Zeit, um all das zu entdecken, was diesen Baum von anderen unterscheidet.

Wenn du Ruhe und Entspannung suchst, dann kannst du auch deine Ohren spitzen, um Dinge zu entdecken, die du zwar hören, aber nicht sehen kannst. Atme tief durch die Nase ein und versuche verschiedene Gerüche zu unterscheiden. Genaugenommen hat jeder Ort und sogar jedes einzelne Objekt in der Natur einen einzigartigen Geruch. Versuche ihn zu entdecken.

Gehe langsam über verschiedene Oberflächen und spüre den Unterschied mit deinen Füßen. Welcher Bodenbelag ist weich, welcher hart? Was fühlt sich gut an? Hebe etwas auf und drehe es zwischen den Fingern. Das kann ein Stein, ein Stück Rinde, etwas Moos oder ein Blatt sein.

Hast du Obst oder Tee dabei, dann kaue oder trinke heute besonders langsam. Lass dir den Geschmack auf der Zunge zergehen und genieße es.

# WARUM DIESES BUCH IN DEINEN RUCKSACK GEHÖRT

Waldbaden bedeutet, dass wir achtsame Spaziergänge in der Natur unternehmen und uns ganz auf unsere Umgebung einlassen. Das können wir entweder alleine oder in kleinen Gruppen machen. Der Aufenthalt im Wald ist ein effektiver Weg, um Ruhe und Ausgeglichenheit zu finden. Die Natur hilft uns, frei von negativen Gedanken zu werden. An der frischen Luft finden wir Lösungen für Probleme und erkennen Pfad, die uns vorher verschlossen waren. Das alles bringt Klarheit in unser Leben und ist gut für die Gesundheit und das Wohlbefinden.

Shinrin-Yoku, wie es in Japan genannt wird, schafft inneren Frieden und Gelassenheit. Ein Waldbad ist mehr als ein einfacher Spaziergang. Es ist ein Jungbrunnen für Körper, Geist und Seele.

Grob gesagt, setzt sich ein Waldbad aus drei Komponenten zusammen. Es handelt sich dabei um Stille, langsames Gehen und Achtsamkeit. Es ist nicht wichtig, wie schnell du vorankommst und welche Wegstrecke du zurücklegst. Vielmehr geht es darum, die im Kopf kreisenden Gedanken zu besänftigen und ein Gefühl von Ruhe zu erlangen. Dafür gibt es kein Patentrezept, denn jeder Mensch ist anders. Uns alle prägen persönliche Erfahrungen, Vorlieben und Abneigungen. Suche dir aus den vorgeschlagenen Übungen diejenigen heraus, die dich ansprechen. Die anderen lass weg, vielleicht werden sie dich später einmal reizen. Vielleicht sind sie aber auch einfach nicht dein Ding.

Die Stille ist für dich möglicherweise erst einmal ungewohnt. In unserer hektischen Zeit dringt immer irgendein Geräusch zu uns durch. Auch wenn du dein Handy mit in den Wald nehmen solltest, weil du vielleicht deine Land-Art-Kompositionen dokumentieren willst oder damit du im Bedarfsfall Hilfe rufen kannst, stelle es bitte auf lautlos. Und lass die Kopfhörer zu Hause. Du brauchst keine Musik. Der Wald ist sein eigener Konzertmeister.

Sei langsam unterwegs, auch wenn dir das anfänglich schwerfallen sollte. Wenn du dich beeilst, dann hast du keine Zeit, nach den Wundern zu schauen, die dich abseits vom Wegesrand erwarten. Verbringe etwas Zeit an einem Ort und lass seine Energie auf dich wirken. Schau, beobachte und staune.

Nimm mit allen Sinnen wahr und versuche dich in Achtsamkeit. Du findest hier auch Anregungen zum Sehen, Hören, Schmecken und Fühlen. Wenn du dich auf eine dieser Wahrnehmungen konzentrierst, wirst du staunen, was es alles dabei zu entdecken gibt.

Wir haben hier weit über einhundert Anleitungen für unterschiedliche Übungen zusammengetragen, die als einfache Spiele, Meditationen und andere Aktivitäten daherkommen. Sie verschaffen Antworten und Einsichten, die unser Leben bereichern. Auch wenn sie nach verschiedenen Kategorien geordnet wurden, ist diese Einteilung nicht zwingend. Sie dient einzig und allein dazu, dass du dich in dem Buch besser zurechtfindest. Natürlich darfst du, nein, sollst du sogar in den anderen Kapiteln nachschauen, ob da nicht etwas Passendes zu entdecken ist. Lass dich ganz von deinen Vorlieben leiten, nicht alle haben an allem Spaß. Auch darum geht es beim Waldbaden. Du sollst Spaß haben und dich über die Zeit im Wald freuen. Das verstärkt all die positiven Effekte.



Fast alle Übungen kommen ohne Material aus. Es war uns wichtig, etwas zusammenzustellen, das du umsetzen kannst, ohne dafür einen Rucksack voll mit Equipment in den Wald zu schleppen. Es reicht vollkommen, wenn du etwas Proviant, etwas zu trinken und eventuell eine Unterlage zum Draufsetzen mitnimmst.

Natürlich solltest du auch dieses Buch nicht zu Hause lassen. Das ist genauso wichtig wie Mückenspray, Sonnencreme, eine Zeckenzange und ein kleines Erste-Hilfe-Set.

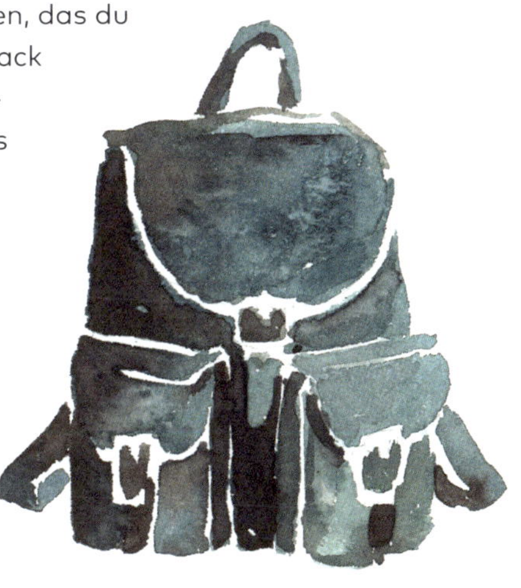

Jeder, der aufhört zu lernen, ist alt, egal ob das mit zwanzig oder mit achtzig ist.

Wer lernt, bleibt jung.
Die größte Sache im
Leben ist es, den eigenen
Geist jung zu halten.

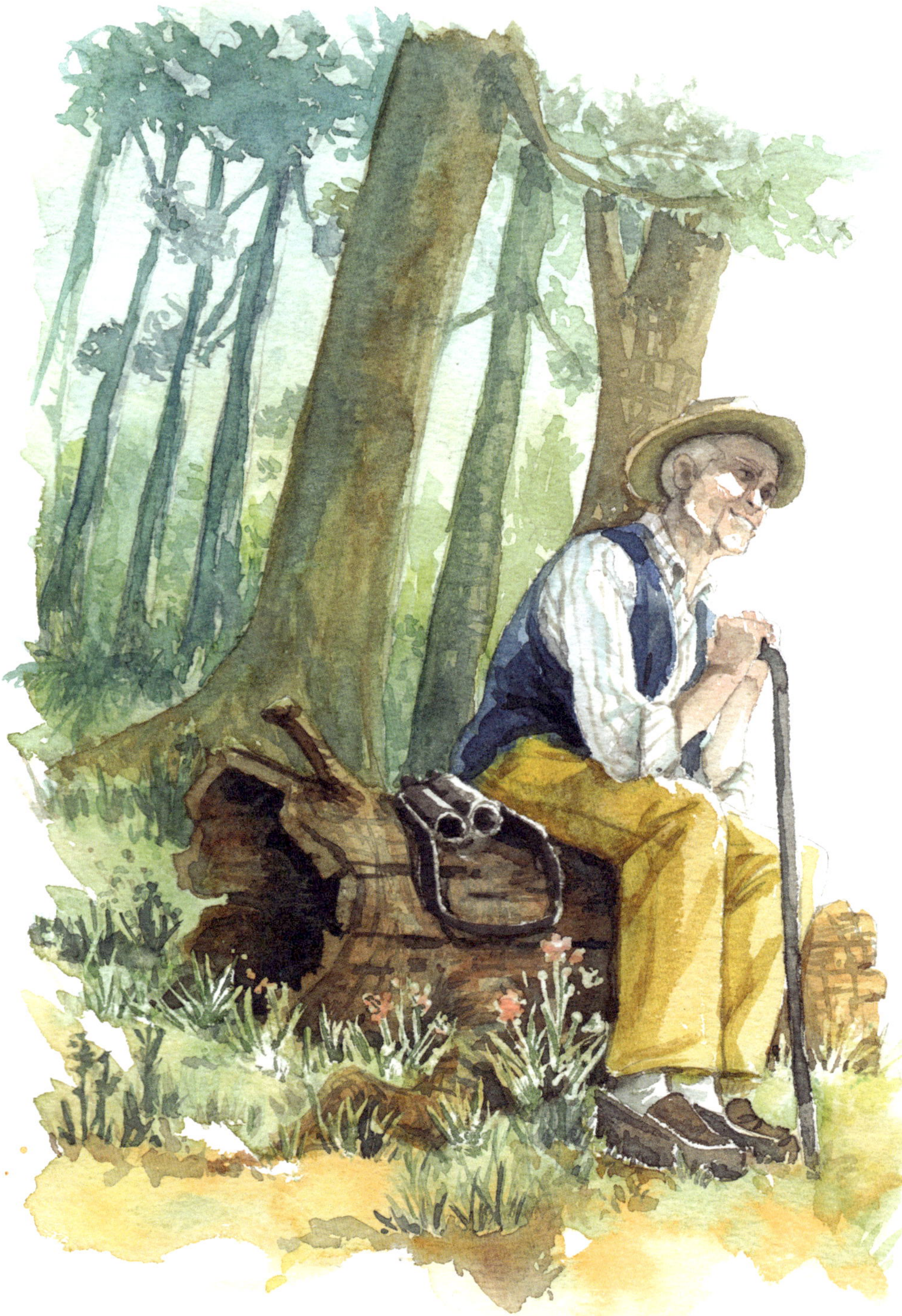

# JEDE MENGE ANREGUNGEN, AUF DIE DU IN FAST ALLEN SITUATIONEN ZURÜCKGREI- FEN KANNST

Wir haben zuerst einmal Übungen zusammengestellt, die sich für verschiedene Gelegenheiten eignen. Hier ist es ziemlich gleich, ob du allein oder mit anderen Menschen unterwegs bist. Das meiste passt zu nahezu allen Situationen. Dabei wurde bewusst vorrangig auf Anregungen verzichtet, für die man Material mit in den Wald nehmen muss. Alles, was du brauchst, findest du abseits des Weges. Falls du dich nicht entscheiden kannst, welche Übung du machen sollst, dann überlasse die Auswahl doch dem Zufall. Schlag das Buch einfach an einer Seite auf und schau an, was es dir anbietet. Du brauchst dich dabei keineswegs an die Einteilungen zu halten. Vielleicht macht dir auch eine Übung Spaß, die unter der Rubrik Senioren steht. Bleib einfach offen für alles.

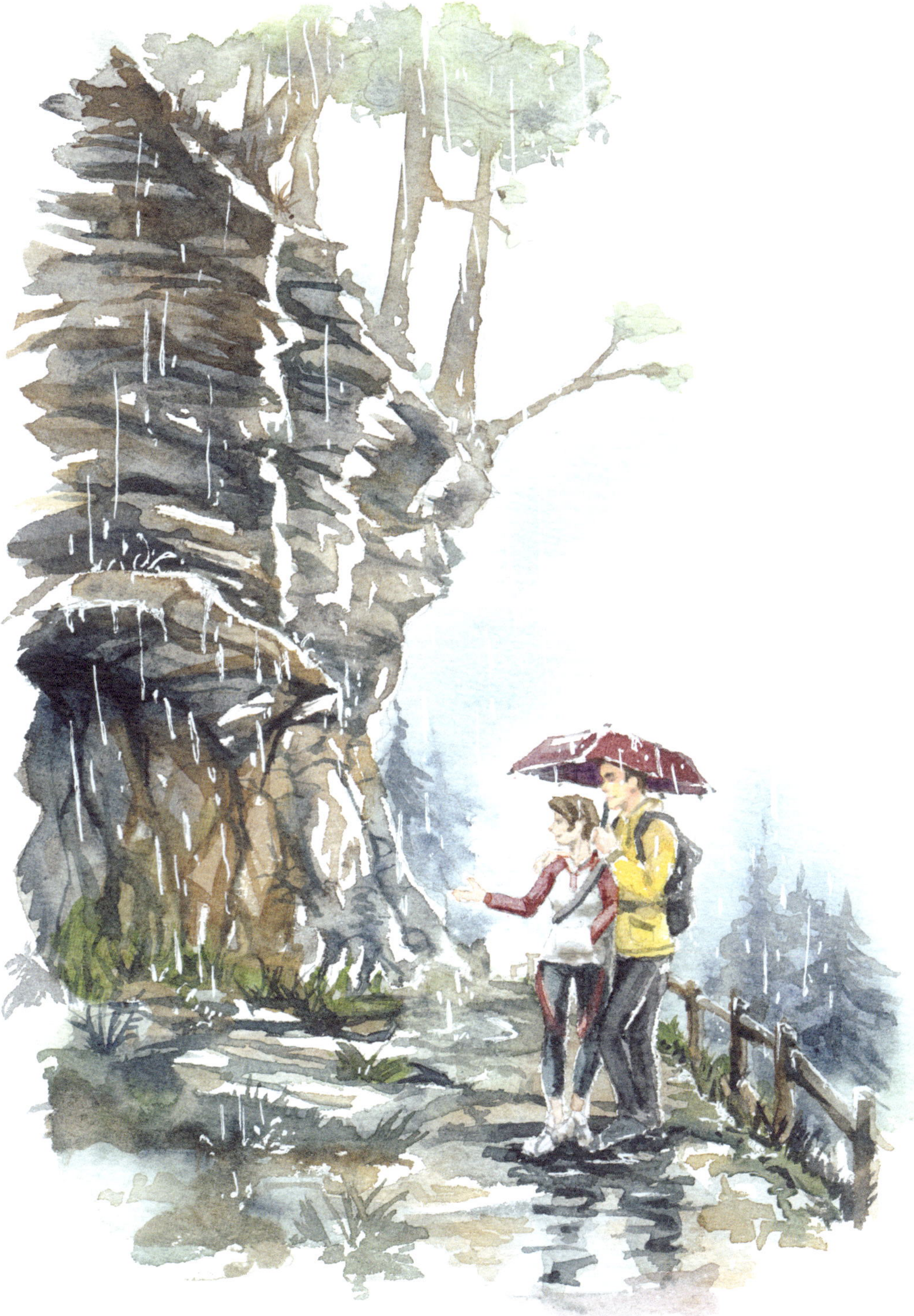

# ÜBUNGEN FÜR VERSCHIEDENE GELEGENHEITEN

## Übungen im Gehen

### Bewusstes Gehen

Suche dir einen Weg oder Platz, der sauber und relativ eben ist. Wenn möglich, ziehe deine Schuhe aus, damit du mit deinen nackten Füßen die Erde spüren kannst. Stelle dich zuerst einmal gerade hin und nimm wahr, wie sich der Boden unter deinen Füßen anfühlt. Achte darauf, dass du die Schultern nicht nach oben ziehst. Atme mehrmals tief ein und aus und schlenkere etwas mit den Armen. Wenn du das Gefühl hast, dass du locker und entspannt bist, dann wage den ersten Schritt. Setze deinen Lieblingsfuß etwas nach vorn. Zuerst berührt die Ferse den Boden. Dann rollst du langsam über die ganze Sohle ab, bis der Fuß vollständig aufliegt. Erst dann hebst du den nächsten Fuß und gehst nach der gleichen Methode vor. Zuerst die Ferse aufsetzen. Dann abrollen. Und erst wenn der ganze Fuß auf dem Boden ist, wird der nächste angehoben. So geht es Schritt für Schritt langsam vorwärts. Spüre einmal, was dieses achtsame Gehen mit dir macht. Wie unterscheidet es sich von deinem Alltagsgang? Zum Abschluss hältst du noch einmal kurz inne und nimmst drei tiefe Atemzüge.

### Gehen auf unebenem Boden

Sei bei dieser Übung bitte sehr vorsichtig und mache sie nicht unbedingt, wenn du allein unterwegs bist. Suche dir ein Stück unebenen Weg oder Boden. Bewege dich langsam und achtsam darüber. Achte darauf, dass immer ein Fuß fest auf dem Untergrund steht. Wenn du magst, kannst du dir auch vorstellen, dass sich unter deinen Füßen vielleicht Fallen und Fallgruben befinden, in die du nicht tappen darfst. Gehe zuerst langsam und vorsichtig. Dann suche dir eine kurze Strecke aus, die du schneller überquerst. Und werde danach wieder langsamer. Wie fühlt sich das an? Verändert sich dein Atem? Was geschieht mit deiner Aufmerksamkeit bei den verschiedenen Geschwindigkeiten?

## Barfuß gehen

Trau dich und ziehe Schuhe und Strümpfe aus. Spüre Waldboden, Moos und Sandweg unter deinen nackten Füßen.

## Meditatives Gehen

Diese Aufgabe orientiert sich an einer alten Zen-Übung. Alle gehen hintereinander langsam im Kreis. Entweder werden die Hände vor der Brust gekreuzt oder sie hängen locker herab. Beim Gehen wird der Blick zuerst auf den Boden gesenkt. Dann darf er in die Ferne schweifen. Nach einer Weile wird wieder gewechselt. Spüre bei beiden Versionen in dich hinein. Welche Form des Gehens fühlt sich besser an? Natürlich kannst du diese Übung auch für dich allein machen.



## Ein aufmerksamer Spaziergang

Schlendere langsam durch den Wald und schau dich achtsam um. Sammle dabei folgende Naturmaterialien: etwas, was dich glücklich macht, etwas, was für dich gut riecht, etwas in einer Farbe, die du besonders liebst, etwas, was du jemandem schenken möchtest, etwas, was du gut gebrauchen kannst (du kannst sie gerne an einem Platz ablegen und musst sie nicht die ganze Zeit tragen).

## Tautreten am Morgen

Diese Übung ist etwas für Frühaufsteher! Gehe kurz nach Sonnenaufgang über eine feuchte Wiese, die noch vom Tau benetzt ist. Wenn du das zum ersten Mal machst, dann reichen zwei Minuten aus. Später können schon mal fünf Minuten daraus werden. Trockne deine Füße anschließend gut ab und ziehe warme Socken an, damit du dich nicht erkältest. Wenn du es zur Hand hast, kannst du sie nach dem Abtrocknen auch mit einem Massageöl einreiben. Besonders gut eignet sich Zedernöl. Aber es geht auch ohne Öl. Wichtig ist nur, dass du gesund bist, wenn du dich zum Tautreten entschließt, damit sich eventuelle Beschwerden nicht verschlimmern. Übrigens: Ganz harte Hasen versuchen diese Übung auch schon mal im Neuschnee.

# Übungen zum Beobachten

## Waldameisen-Schwertransport

Rote Waldameisen sind geschützt. Du darfst ihren Hügel nicht zerstören. Schau dich stattdessen auf den zahlreichen Ameisenstraßen um, die zu ihrem Bau führen. Suche nach der größten Beute, die sie nach Hause schleppen. Wenn du dich mit ihnen vergleichst, was müsstest du bei deiner Größe dann transportieren?



## Sherlock Wald

Für diese Übung wäre es gut, wenn du vorher notierst, was du suchen willst. Auf deiner Liste könnten folgende Objekte stehen. Es kann aber auch gern mehr oder weniger sein: etwas Schönes, etwas Buntes, etwas Gelbes, etwas Weiches, etwas Scharfes, eine Unterseite, eine Botschaft, genau 13 Exemplare einer einzigen Sache, etwas vollkommen Gerades, etwas Rundes, ein angeknabbertes Blatt, etwas, das du mit dir verbindest, etwas, das dir vorher noch nie aufgefallen ist, etwas Symbolartiges.

## Nah und fern

Setze oder stelle dich bequem hin. Senke den Kopf und schau an deinem Körper nach unten auf den Boden. Schau einfach nur hin, kümmere dich nicht um die Details. Dann hebe lang-

# Tiere beobachten

Fast alle Tiere des Waldes fliehen, sobald sie uns wahrnehmen. Am besten lassen sich noch immer Vögel beobachten, die sich auf ihren erhöhten Sitzplätzen meist etwas sicherer fühlen. Versuche so nah wie möglich an ein Tier heranzukommen. Bewege dich dafür langsam und vermeide ruckartige Bewegungen. Wie nahe kannst du ihm kommen? Wann fliegt es davon? Stößt der Vogel einen Warnschrei für die anderen Tiere aus? Oder hörst du ein empörtes Schimpfen?

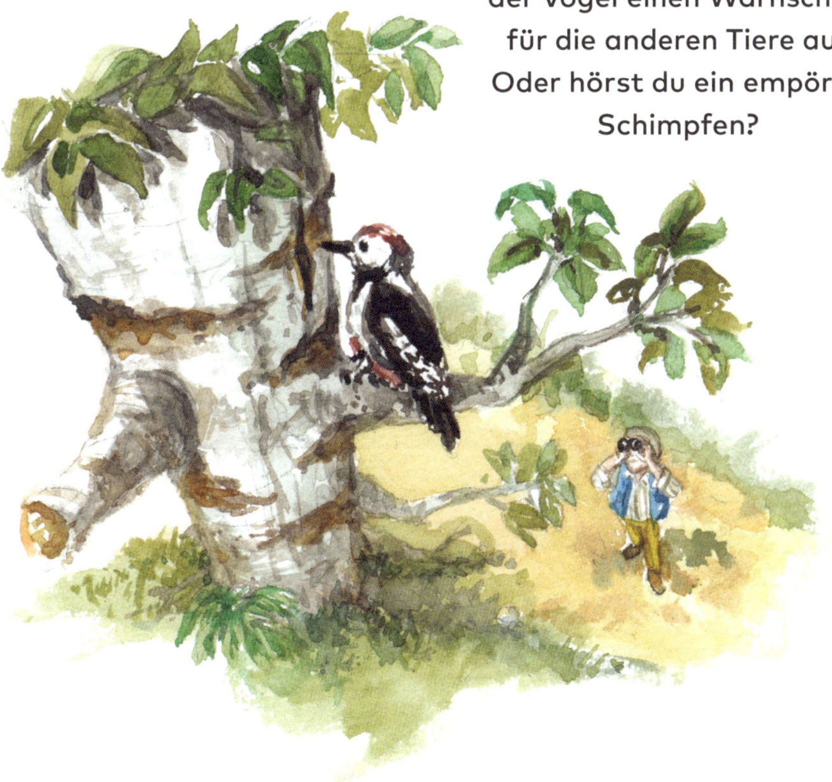

sam den Kopf und lass den Blick nach vorn schweifen, bis er den Horizont erreicht. Senke den Blick erneut langsam zu Boden. Verharre kurz und hebe den Kopf wieder ohne Hast an. Spüre dabei in dich hinein, ob sich etwas verändert. Das könnte der Atem, die Körperspannung oder deine Stimmung sein.

### Spiegelwelt

**Für diese Übung brauchst du einen kleinen Handspiegel.**

Nimm den Spiegel und halte ihn so, dass du den Himmel sehen kannst, ohne den Kopf zu heben. Blicke hinter dich, ohne dich umzudrehen. Blicke seitwärts, ohne den Kopf zu drehen. Suche nach immer neuen Einblicken und experimentiere mit dem Winkel. Achte dabei auch darauf, ob und wie du den Raum anders als sonst wahrnimmst. Was fühlst du dabei? Welche Gedanken und Emotionen lässt der Blick durch den Spiegel entstehen?



## Übungen zum Fühlen

### Unterschiedlich fühlen

Nimm ein Stück Rinde oder etwas anderes vom Waldboden und taste es mit deinen Fingern sorgfältig ab. Danach legst du es dir auf den Handrücken. Kannst du einen Unterschied im Fühlen entdecken? Du kannst dir dein Objekt auch auf den Arm legen oder an die Wange halten. An welcher Stelle war es am angenehmsten? Wo hast du die meisten Informationen erhalten?

### Erdmandala

Suche dir eine Stelle, wo der Waldboden besonders locker ist. Nimm eine Handvoll davon und streue sie so aus, dass die Form eines kleinen Kreises entsteht. Diesen Kreis unterteilst du in mehrere Tortenstücke. Schau dich um, ob du eine Erde in einer anderen Farbe entdeckst, mit der du die einzelnen Teile füllen kannst. Wenn du nichts findest, dann suche nach etwas, was du zwischen deinen Fingern zerreiben kannst. Alte Laubblätter vom vorigen Jahr eignen sich gut dafür. Du kannst dich aber auch für etwas anderes entscheiden. Wichtig ist, dass es sich zerkrümeln lässt, denn dein Mandala sollte nur aus feineren Materialien bestehen. Achte beim Erschaffen einmal darauf, wie unterschiedlich sich die einzelnen Substanzen anfühlen.

## Einen Baum fühlen

Suche dir einen Baum aus, zu dem du gehst. Schau ihn dir nicht genau an, sondern schließe die Augen, sobald du ihn mit den Händen erreichen kannst. Taste seine Rinde ab und versuche dir vorzustellen, was du gerade erfühlst. Wenn du glaubst, dass du alles erforscht hast, öffne die Augen und überprüfe deine Vorstellungen.

## Fingerhalten

Diese Übung ist nicht nur für das Waldbaden geeignet, sondern du kannst sie auch gut in deinen Alltag übernehmen. Sicher hast du schon einmal etwas von Meridianen gehört. Durch jeden der Finger läuft so ein Energiestrom, der einem bestimmten Organ zugeordnet ist. Aber das ist noch nicht alles. Die Finger sind ebenfalls jeweils mit entsprechenden Gedanken und Gefühlen verbunden. Um diese positiv zu beeinflussen, solltest du deine Finger eine gewisse Zeit mit der anderen Hand umfassen und festhalten. Ganz so, als wolltest du sie beschützen. Währenddessen konzentrierst du dich auf das Gefühl, welches dabei entsteht. Diesen Vorgang nennt man Strömen. Um eine Emotion in Balance zu bringen, solltest du deinen Finger mindestens zwei Minuten halten. Du kannst das so lange machen, wie du magst oder ein leichtes Kribbeln verspürst. Und hier sind die entsprechenden Zuordnungen: Der Daumen steht für den Selbstwert. Der Zeigfinger ist der Mut-Finger. Der Mittelfinger verschafft Gelassenheit und der Ringfinger sorgt für gute Laune. Mit dem kleinen Finger solltest du arbeiten, wenn du Konzentration brauchst und leicht vergesslich bist.

# Übungen zum Hören

## Einen Ort „er"hören

Stelle oder setze dich bequem hin. Atme zwei oder drei Mal tief durch und konzentriere dich dann auf die Geräusche rings um dich herum. Was kannst du hören? Was ist Natur und was kündet von Menschen? Aus welcher Richtung kommen die Töne? Sind sie gleichmäßig? Wiederholen sie sich? Kannst du Tierstimmen unterscheiden? Hörst du den Wind? Gibt es etwas, was du dir nicht erklären kannst?

## Die Geräuschekarte

**Dafür brauchst du ein leeres Zeichenblatt und einen Stift.**

Wähle einen Platz, den du „er"hören willst. Lausche zuerst einmal, welche Töne du feststellen kannst. Male in der Mitte des Blattes ein Kreuz. Das ist dein Platz. Dann zeichne mit einfachen Symbolen ein, was du hörst. Ist neben dir ein rauschender Bach, dann male einfach zwei Wellenlinien. Eine Wellenlinie könnte der Wind sein. Ein Viereck mit zwei Rädern symbolisiert die Autogeräusche einer nahen Straße. Ein Hammer wäre vielleicht ein Specht. Ein Notenzeichen ein Vogel. Zeichne, was dir einfällt. Es geht nicht darum, dass es schön aussieht, sondern dass du mit deiner Karte festhältst, was um dich herum Geräusche verursacht.

## Geräusche zählen

Im Wald ist es selten ganz still. Irgendwo zwitschert immer ein Vogel oder klopft ein Specht. Suche dir ein Geräusch aus und zähle die Wiederholungen für den Zeitraum von mindestens einer Minute. Im Frühjahr geht das besonders gut mit den Rufen des Kuckucks.

## Vogelsprache

Sei ganz still und lausche auf die Stimmen der Vögel. Beantworte dir dabei die nachfolgenden Fragen. Dabei musst du keineswegs den Namen des Vogels kennen, sondern es geht darum, woher der Ruf ertönt: Welcher Vogel ist am nächsten? Welcher Vogel ist am weitesten entfernt? Aus welchen Richtungen kommen die unterschiedlichen Rufe? Suche dir einen Vogel aus und stelle dir vor, was er erzählen könnte.

# Atemübungen

## Sich in Gedanken ausdehnen

Stelle oder setze dich gerade hin. Achte darauf, dass dein Oberkörper aufgerichtet ist. Wenn du magst, kannst du die Augen schließen. Wenn dir das im Stehen unangenehm ist, dann senke einfach ein bisschen die Lider und schau absichtslos vor dich hin. Spüre in dich hinein und nimm wahr, wie du dich fühlst. Bewerte es nicht. Es ist, wie es ist. Beobachte deinen Atem. Nimm wahr, wie du einatmest. Nimm wahr, wie du ausatmest. Spüre, wie die Luft in dich hinein- und wieder herausströmt. Stelle dir vor, du bist ein Luftballon. Wenn du einatmest, dann wirst du größer. Wenn du ausatmest, dann verkleinerst du dich. Spiele ein wenig mit dieser Vorstellung. Achte aber darauf, dass du die Schultern beim Einatmen nicht nach oben ziehst.

## Bienenatmung

Stelle dich aufrecht und entspannt hin. Atme zuerst mehrmals entspannt ein und aus. Hebe beide Arme und lege die Hände wie Schälchen über die Ohren. Atme durch die Nase ein und mit einem gleichmäßigen, sanften Summen durch den Mund aus. Mache das drei bis sieben Mal.

## Herzatmung

Lege die linke Hand auf dein Herz und suche deinen Herzschlag. Wenn du ihn spürst, atme zuerst mehrmals entspannt und in deinem eigenen Rhythmus. Nun versuche die Atmung in Einklang zu deinem Herzschlag zu bringen. Fünf oder sechs Herzschläge atmest du ein. Dann hältst du, wenn möglich, einen Herzschlag lang die Luft an. Danach atmest du fünf oder sechs Herzschläge aus. Mache das nicht länger als fünf Minuten.

## Schrittatmung

Stelle dich locker und aufrecht hin, während du im eigenen Rhythmus entspannt ein- und aus atmest. Hebe beim nächsten Atemzug den linken Fuß an, bewege ihn nach vorn und setze zuerst die Ferse auf den Boden. Während du über den ganzen Fuß langsam abrollst, atmest du aus. Hebe beim nächsten Atemzug den rechten Fuß an und setze die Ferse auf den Boden. Rolle über den ganzen Fuß langsam ab und atme gleichzeitig aus. Versuche eine gewisse Strecke nach dieser Methode zu gehen und behalte das Prinzip bei: Bein anheben = einatmen, Fuß abrollen = ausatmen.



## Atemblume

Lege die Handflächen in Brusthöhe aneinander. Die Ellbogen zeigen locker nach außen, die Schultern sind entspannt. Atme zuerst mehrmals im eigenen Rhythmus. Wenn du ihn entspannt gefunden hast, dann öffne beim nächsten Einatmen die Finger. Spreize sie leicht auseinander, wie die Blütenblätter einer Blume. Die Handballen bleiben jedoch aneinander. Achte auch darauf, dass du die Schultern nicht nach oben ziehst. Beim Ausatmen legst du die Finger wieder aneinander, so als ob sich ein Blütenkelch schließt.

# Land-Art

**Land-Art bedeutet beim Waldbaden, dass du etwas erschaffst und dazu Materialien benutzt, die du in der Natur findest. Dein Kunstwerk soll nicht von Dauer sein. Es dient nur für den Augenblick und wird, wenn man es sich selbst überlässt, irgendwann zerfallen und verschwinden.**

## Die dritte Dimension

Stecke zwei oder drei etwas längere Stöcke aufrecht in den weichen Waldboden. Dann suche etwas, was du auf diesem Gerüst platzieren kannst. Lass dich dabei einfach von deiner Intuition leiten. Dein Objekt soll keinen Sinn oder Nutzen erhalten. Es soll einfach nur sein. Nimm, was du schön oder bemerkenswert findest, und arbeite es ein. Ein Stück Moos, noch mehr Stöcke, Blüten, Blätter oder Rinde. Dann erfreue dich an dem, was du geschaffen hast.

## Wald-Torte

Suche mehrere ungefähr gleich große Stöcke, die du mit einer Spitze so aneinanderlegst, dass sie die Stückchen einer Torte bilden. Dadurch hast du mehrere Flächen erhalten. Diese werden nun jeweils mit einem Naturmaterial gefüllt. Ein Tortenstückchen mit Moos, eines mit Zapfen, ein anderes mit kleinen Steinchen. Verwende, was immer dir gefällt.

## Eine Spirale legen

Sammle Naturmaterialien und lege daraus einen Kreis oder noch besser ein Spirale Du kannst selbst entscheiden, ob dein Kunstwerk aus ganz interschiedlichen Objekten entsteht oder ob du nur eine Sorte wählst. Nur Zapfen, nur Steine, nur Rindenstückchen oder lieber alles wild durcheinander.

# Schnecken-Watching

Suche dir eine Schnecke. Wenn du dich nicht davor ekelst, dann setze sie dir auf die Hand. Spüre ihre Bewegung. Wie kommt sie ohne Beine vorwärts? Wie fühlt sich das an? Reagiert sie, wenn du die Hand bewegst? Wenn du dich nicht überwinden kannst, sie anzufassen, dann beobachte sie eine Weile. Reagiert sie, wenn du neben ihr auf den Boden klopfst? Was macht sie, wenn du sie sanft anpustest? Kommt sie schnell oder langsam vorwärts, wenn man ihre Größe in Betracht zieht? Wie sieht ihr Haus aus? Einfarbig oder mit Mustern? Ist es links oder rechtsherum gedreht?
Wenn du noch eine Schnecke findest, vergleiche beide.

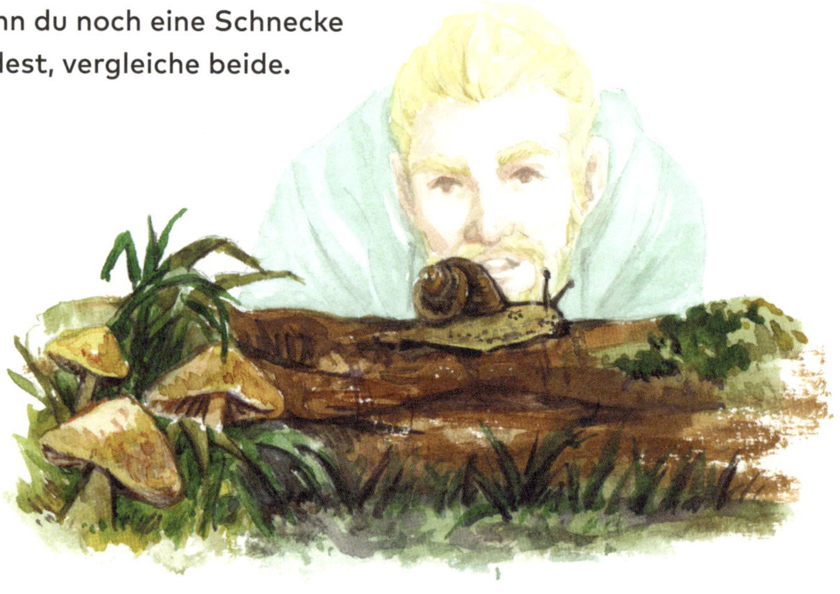

## Das Gleichgewicht herstellen

Nimm zwei Steine und lege sie übereinander. Setze darauf einen dritten. Wenn du es dir zutraust, packe noch einen vierten darauf. Wie viele kannst du übereinander legen, ohne dass dein Werk zusammenstürzt?

## Big Brother für Käfer

Suche dir ein kleines Tier, was sich leicht beobachten lässt. Das kann ein Käfer, eine Ameise oder eine Raupe sein. Betrachte eine Weile, wie es sich durch den Wald bewegt. Welche Strecke legt es zurück? Welche Hindernisse muss es überwinden? Was befindet sich in Augenhöhe des Tieres? Stell dir vor, wie es seine Welt wahrnimmt. Vollbringt es nicht eine erstaunliche Leistung für seine Größe?

## Sei ein Berg

Suche dir einen Platz, an dem du dich bequem hinsetzen kannst. Achte darauf, dass du trotzdem aufrecht sitzt. Ganz so, als würde dein Kopf von einer Schnur nach oben gezogen. Kneife ein wenig die Augen zusammen und fixiere einen Punkt, der nicht weit von dir auf dem Boden ist. Versuche dabei aber nicht den Kopf nach vorn zu beugen. Stelle dir jetzt vor, dass du ein Berg bist. Auf deinem Kopf wachsen die Bäume bis weit in den Himmel. Deine Arme sind saftige Almwiesen. Du bist uralt, weise und unerschütterlich. Atme ein und spüre die Kraft des Berges in deinen Körper fließen. Atme aus und gib alles ab, was dich bedrückt. Fühle dich groß und stark. Dann komm, langsam zu dir zurück, öffne die Augen ganz, stehe auf und strecke dich.

# Übungen am Wasser

## Etwas loslassen

Wir alle haben immer mal etwas, was uns auf der Seele drückt und was wir gern loslassen würden. Wenn du etwas hast, was dich bedrückt, dann kannst du es am Fluss auf die Reise schicken. Suche dir ein Stück trockene Rinde. Flüstere diesem deinen Kummer zu und setzte es vorsichtig ins Wasser. Schau nach, wie es verschwindet, und lass das Gefühl los. Du kannst deinen Kummer auch einem Stein erzählen, den du dann ins Wasser wirfst. Wenn er versinkt, wird dein Problem ebenfalls untergehen.

## Einen Wunsch in die Welt schicken

Die Übung ähnelt sehr der vorangegangenen. Nur flüsterst du hier der Rinde deinen Wunsch zu. Sie wird ihn mit in die Welt tragen und dafür sorgen, dass er in Erfüllung geht.

## Wassermeditation

Suche dir einen bequemen Platz am Wasser, setze dich hin und schau auf seine Oberfläche. Ist es ein Bach oder Fluss, dann bewundere das endlose Fließen. Ist es ruhig und stetig oder wirbelt es umher? Ist es ein See oder Teich, dann betrachte die Wasseroberfläche. Sind da Wellen oder ist sie spiegelglatt? Nach einer Weile kannst du die Augen schließen und dich ganz dem Geruch und den Geräuschen des Wassers hin geben. Lass vor deinem inneren Auge entstehen, was du vorher betrachtet hast. Wenn du glaubst, dass du alles siehst, dann hole mehrmals tief Luft und öffne die Augen. Recke und strecke dich. Wenn es dir möglich ist, dann tauche zum Abschied deine Hände und Füße ins Wasser und erfrische dich.

## Frösche zählen

Die quakenden Gesellen leben an stehenden Gewässern wie Teichen und Seen. Kannst du anhand ihrer Rufe feststellen, wo sie sind und wie viele?

# Achtsamkeitsübungen

## Den Untergrund wahrnehmen

Stelle dich aufrecht hin und verharre einen Moment in Ruhe. Richte dann deine Aufmerksamkeit auf den Boden unter deinen Füßen. Erkunde seine Beschaffenheit, indem du ihn ertastest. So als würdest du auf einem zugefrorenen See stehen und prüfen, ob dich das Eis trägt. Taste, trete, stampfe, springe. Wie fühlt sich das an? Gehe ein Stück weiter und suche dir dabei eine Stelle, die einen anderen Untergrund hat. Erkunde jetzt diesen Platz. Gab es Unterschiede? War etwas angenehmer? Du kannst diese Übung auch barfuß machen, dann ist sie noch viel intensiver.

## Ein kurzer Body-Scan

Mit dieser Übung achtest du auf dich und deine Befindlichkeiten. Du kannst sie so lange ausdehnen, wie du möchtest. Dazu solltest du dich möglichst hinlegen. Am besten ist es, wenn du eine Decke oder Matte dabei hast. Du kannst dich aber auch auf den Waldboden oder die Wiese legen. Schaue aber bitte vorher immer nach, ob du deinen Platz nicht gerade auf einer Ameisenstraße gewählt hast. Lege dich bequem auf den Rücken. Die Arme kommen entspannt an die Seite. Atme tief ein und aus. Schließe die Augen. Spüre in dich hinein und lenke deine Aufmerksamkeit zum Bauch. Konzentriere dich darauf, wie sich die Bauchdecke beim Einatmen hebt und beim Ausatmen senkt. Bleibe mit deinen Gedanken ganz bei dir. Spüre dann in deinen Rücken hinein. Welche Stellen liegen auf der Unterlage? Wie fühlt sich das an? Ist dein Rücken entspannt oder hast du dich verkrampft? Wenn ja, versuche loszulassen. Was ist mit deinen Beinen? Welche Stellen von Ober- und Unterschenkel liegen auf? Fühlt sich das gut an? Dann wandere mit der Aufmerksamkeit nach oben. Sind die Schultern locker? Hast du die Arme inzwischen angespannt? Wenn ja, dann lass los. Sind deine Finger entspannt oder ballst du die Hände zur Faust? Was ist mit deinem Gesicht? Ist alles locker? Sind die Augenlider leicht und trotzdem immer noch geschlossen? Gönnst du dir ein kleines Lächeln? Wandere noch einmal mit der Aufmerksamkeit durch deinen ganzen Körper. Fällt dir etwas auf? Hat es etwas mit deinem Alltag zu tun? Wenn du glaubst, alle Bereiche gescannt zu haben, dann bereite dich darauf vor, die Übung abzuschließen. Atme tief aus und öffne langsam die Augen. Räkle und strecke dich. Stehe langsam auf und schüttle dich noch einmal.

## Mit der Natur kommunizieren

Wir alle haben hin und wieder eine Herausforderung zu bestehen. Manchmal kommt Rat und Zuspruch von einer Seite, von der man es nicht erwartet hätte. Lass dich doch einmal von der Natur inspirieren und sei offen für eine neue Erfahrung. Gehe durch den Wald und achte darauf, was dich anspricht und in den Bann zieht. Das kann ein Baum, ein Felsen, eine Pflanze oder etwas ganz anderes sein. Du solltest das Gefühl haben, dass du es näher betrachten möchtest. Nähere dich diesem Objekt und frage dich, warum du gerade darauf reagierst. Beobachte dabei deine Gefühle. Lass sie zu und wische sie nicht als nichtig weg. Dann frage leise oder in Gedanken: „Was willst du mir sagen?"



## Ein Mudra für zwischendurch

Quasi eine Mini-Meditation kannst du mit einem Mudra immer mal wieder einlegen. Dazu setzt du dich bequem hin und legst die Finger so aneinander, dass sich die Daumen- und Fingerspitzen der beiden Hände berühren. Sie bilden sozusagen eine Kuppel, denn die Handflächen werden nicht zusammengelegt. Halte die Hände so, dass du an deiner Nasenspitze problemlos auf die zusammengelegten Zeigefinger sehen kannst. Dann brauchst du nur noch zu atmen. Denke einatmen, wenn du einatmest. Denke ausatmen, wenn du ausatmest. Nach fünf Minuten löst du die Finger voneinander, schüttelst die Arme kräftig und stehst mit einem tiefen Seufzer auf.

### 3, 2, 1

Mit dieser Übung trainierst du deine Wahrnehmung. Die Aufgabe besteht darin, einer Sache etwa zwei bis drei Minuten Aufmerksamkeit zu schenken. Zuerst suchst du dir dafür drei Dinge aus deiner Umgebung. Ganz gleich, ob Baum oder Stein. Dann sind drei Geräusche an der Reihe, denen du dein Gehör widmest. Danach drei Empfindungen, die etwas mit Fühlen zu tun haben. Wind im Gesicht, Boden unter den Füßen, Erde zwischen den Fingern. Als Nächstes suchst du dir aus jeder Gruppe zwei Dinge. Und in der letzten Runde dann nur noch eines. Nimm wenn möglich immer ein neues Beispiel.

## Jahreszeiten-Übungen

### Frühling: Baumsaft hören

Im März hat man die Chance, ohne Hilfsmittel den Saft in den Bäumen aufsteigen zu hören. Dazu brauchst du nur dein Ohr an einen Baumstamm zu legen. Am besten eignen sich dafür die Buchen.

### Frühling: Blüten suchen

Die Natur erwacht und schmückt sich mit bunten Blüten. Entdecke so viele verschiedene Blüten wie möglich. Zuerst kannst du nach den Farben ausschauen und dann auch noch einmal nach unterschiedlichen Blütenformen.

### Sommer: James Bond unter den Insekten

Bienen, Wespen und Hornissen stechen. Du erkennst sie an ihren gelb-schwarzen Warnfarben. Es gibt aber genug andere Insekten, die sich die Furcht vor den bewaffneten Kollegen zu Nutze machen. Schau einmal ganz genau hin, ob du nicht ein harmloses Insekt mit gestreifter Verkleidung entdecken kannst. Oder vielleicht sogar mehrere.

## Sommer: Suche nach dem falschen Kolibri

Sicher weißt du, dass ein Kolibri sich von Nektar ernährt und dabei auf der Stelle fliegt. Wenn du am Waldrand an einer Stelle vorbeikommst, wo viele Blüten blühen, dann halte inne und suche nach einem Tier, das dir im ersten Moment wie ein Kolibri erscheint. Es scheint durch seinen unermüdlichen Flügelschlag in der Luft auf der Stelle zu stehen. Leider ist es kein Kolibri, sondern ein Schmetterling, der Taubenschwänzchen heißt. Aber etwas Besonderes ist es schon.

## Sommer: Springkraut im Wettkampf

Kennst du das Springkraut mit seinen lustigen Kapseln? Je nachdem in welcher Gegend du wohnst, wirst du es als niedrige Form mit gelben Blüten oder als größeres Kraut mit rötlichen Blüten finden. Wenn du seine Fruchtkapseln berührst, dann springen sie auf und verstreuen den Samen der Pflanzen. Schau einmal, wie weit sie springen können.



## Sommer: Liegeplatz

Lege dich auf den Boden und schau nach oben in den Himmel. Dabei kannst du gern eine Decke benutzen. Beobachte, wie das Sonnenlicht durch die Blätter fällt und welche Muster sich dabei ergeben. Dann drehe dich auf den Bauch und schau nach vorn. Jetzt ist der Boden ganz nah und du kannst dir vorstellen, wie die Welt aus dem Blickwinkel eines Zwerges aussehen würde. Kannst du etwas entdecken, was du vorher noch nie so gesehen hast?

## Herbst: Blätter im Diarahmen

Für diese Übung musst du zuhause schon etwas vorbereiten. Schneide dir aus Pappe einen Rahmen aus, dessen Inneres maximal 10 × 10 cm groß ist. Es kann auch kleiner sein. Wie groß der Rahmen ist, bleibt dir selbst überlassen. Mache ihn bitte nicht zu schmal. Du brauchst noch eine zweite Pappe, die eine ebenso ausgeschnittene Fläche hat. Sammle einige größere

# Sommer: Regenbad

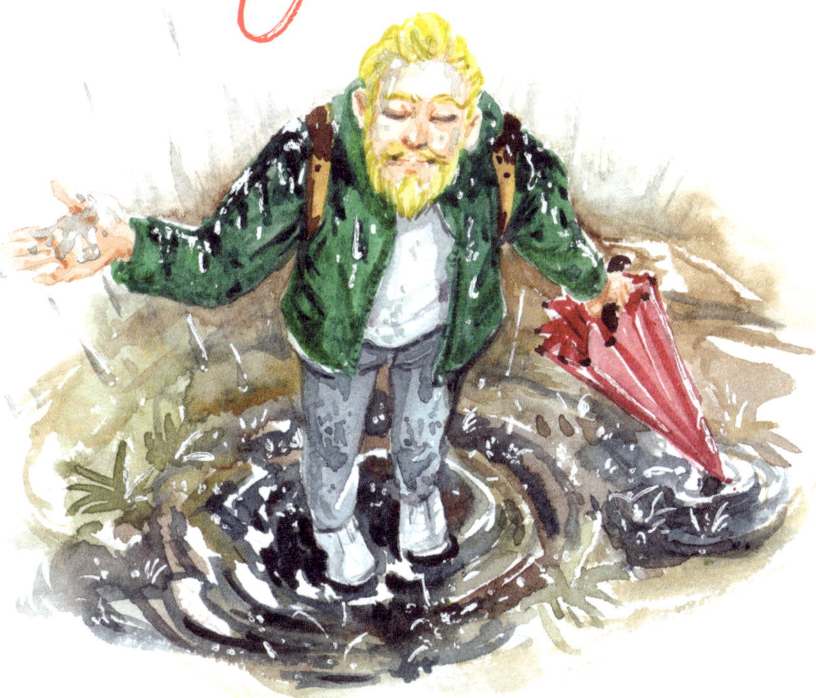

Wenn es an einem warmen Sommertag einmal regnet und du sowieso auf dem Heimweg bist, dann stelle dich einmal nicht unter, sondern lass dich nassregnen. Wende dein Gesicht dem Himmel zu und spüre die Regentropfen. Atme tief ein und genieße den würzigen Duft. Und dann aber ab nach Hause und trockene Sachen anziehen.

bunte Blätter. Lege jeweils eines zwischen die Rahmen und schau ins Licht, als würdest du einen Diarahmen betrachten. Du kannst die Blätter natürlich auch mit nach Hause nehmen und den Rahmen hinterher basteln.

## Herbst: Blättergalerie

Sammle einige besonders schöne Herbstblätter mit unterschiedlichen Formen und Farben. Suche einen Strauch mit Dornen oder kurzen Zweigen und hänge sie wie Wäschestücke auf. Nun hast du eine Bildergalerie aus Blättern geschaffen.

## Herbst: Blattmandala

Lege aus verschiedenen bunten Blättern ein Mandala auf dem Waldboden aus. Mandalas haben ein geometrisches Design. Sie bestehen aus Kreisen, Spiralen oder sind in Labyrinth-Form angeordnet.



## Herbst: Hirschröhren

Sicher hast du schon mal im Fernsehen das tiefe, dunkle Röhren eines Hirsches gehört. Versuche es doch selbst einmal nachzumachen. Falls du dir albern vorkommst, dann braucht das nicht zu sein. Es gibt jedes Jahr eine Meisterschaft im Hirschröhren, bei der gestandene Männer um die Wette den Brunftschrei der Hirsche imitieren. Solltest du wider Erwarten auf deinen Ruf Antwort von einem echten Hirsch bekommen, dann mache dich lieber aus dem Staub. Bei dieser Sache verstehen die nämlich keinen Spaß.

## Winter: Jahresringe zählen

Im Winter findest du oft große Holzstapel am Wegesrand. Nimm dir einmal die Zeit und zähle die Jahresringe eines Baumes. Pro Jahr legt ein Baum einen hellen und einen dunklen Ring an. Du brauchst also nur die gut erkennbaren dunklen Ringe zu zählen und weißt dann, wie alt er ist.

### Winter: Spurensuche

Finde Spuren im Schnee und überlege, von welchem Tier sie sein könnten. Versuche dann die Spuren mit deinen Füßen nachzustellen.

## Wald-Poesie

**Für drei dieser Übungen benötigst du Papier und Stift.**

### Das Elfchen

Ein Elfchen ist eine Gedichtform, die sich nicht reimt.
Es besteht aus elf Wörtern und 5 Zeilen.

| | |
|---|---|
| 1. Zeile: | Ein Wort (eine Farbe oder eine Eigenschaft) |
| 2. Zeile: | Zwei Wörter (ein Gegenstand oder eine Person mit Artikel) |
| 3. Zeile: | Drei Wörter (Wo und wie ist der Gegenstand, was tut die Person?) |
| 4. Zeile: | Vier Wörter (etwas über sich selbst schreiben) |
| 5. Zeile: | Ein Wort (als Abschluss des Elfchens) |

Gedichtet wird nach folgendem Bauplan:

| | |
|---|---|
| 1 Wort | Abendlied |
| 2 Wörter | Die Blätter |
| 3 Wörter | An den Buchen |
| 4 Wörter | Rauschen im sanften Abendwind |
| 1 Wort | Geheimnisvoll |

### Ein Mantra singen

Ein Mantra ist eine Silbe, ein Wort oder eine Reihe von Worten, die sich ständig wiederholen. Das, was gesagt oder gesummt wird, kann dabei ganz ohne echte Bedeutung sein, weil du nach innerer Ruhe suchst, oder etwas festlegen, worauf du deine Aufmerksamkeit richten willst. Du musst auch nicht singen können, sondern wählst einfach nur einen monotonen Rhythmus. Der kann so klingen wie: „Ich mag Pralinen. Ich mag Pralinen." Suche dir einen Satz oder einen Ton, den du immer wieder aufsagst. Wenn dir gar nichts Besseres einfällt, dann versuche es mit: Die Bäume sind grün.

## Ein Haiku

Haikus sind japanische Kurzgedichte. Sie beschreiben einen Augenblick und haben oft die Natur zum Thema. Ein Haiku besteht aus 17 Silben, die auf drei Zeilen verteilt werden (1. Zeile: 5 Silben, 2. Zeile: 7 Silben, 3. Zeile: 5 Silben).

Dunkel ist der Wald.
Das Blätterrauschen verstummt.
Die Eule schreit laut.

| | | | | | | | |
|---|---|---|---|---|---|---|---|
| 1. Zeile | Dun | kel | ist | der | Wald. | | |
| 2. Zeile | Das | Blät | ter | rau | schen | ver | stummt. |
| 3. Zeile | Die | Eu | le | schreit | laut. | | |



## Ein Akrostikon schreiben

Ein Akrostikon ist eine Gedichtform ohne Reim. Dabei nimmst du ein Wort, dessen Buchstaben untereinandergeschrieben den Anfang einer Zeile bilden. Hier das Beispiel für Wald

W ... Welche Stille unter den Bäumen!
A ... Als wäre es eine grüne Kathedrale.
L ... Lass uns darin eintauchen.
D ... Damit unsere Seele sich freut.

Wenn dir kein Wort einfällt, woraus du ein Akrostikon machen kannst, dann nimm doch deinen Namen.

# Augen-Übungen

## Nasenpinsel und Augenbild

Wähle dir einen Baum, Strauch oder Felsen, den du mit etwas Abstand vollständig sehen kannst. Stell dir vor, dass deine Nase ein Pinsel ist. Damit malst du jetzt die Konturen deines Objektes nach. Drehe dabei den Kopf nur langsam. Während du „zeichnest", folgen deine Augen dem Umriss des Gebildes. Schau nicht auf Einzelheiten, sondern auf die Form. Atme entspannt, blinzele, wenn es nötig ist.

## Kleine Augengymnastik

Setze dich entspannt hin, lege die Hände auf dem Unterbauch oder auf den Oberschenkeln ab. Achte darauf, dass deine Schultern nicht nach oben gezogen sind. Halte den Kopf gerade und drehe ihn bei der Übung nicht. Beginne nun, nur die Augen zu bewegen: von links nach rechts, von oben nach unten, mehrmals kreisen in jede Richtung. Zwischendurch darfst du die Augen auch immer mal wieder zur Entspannung schließen. Zum Abschluss kannst du mehrmals blinzeln und dir sanft über die geschlossenen Augenlider streichen.



## Augenmassage

Schließe die Augen und massiere mit den Fingerkuppen sanft den Rand der Augenhöhle. Beginne innen bei der Nase, gehe nach oben und fahre unterhalb der Augenbrauen fort. Ende seitlich über den Wangenknochen. Krümme die Zeigefinger und streiche mehrmals sanft über die Augenlider, wobei du innen beginnst.

## Training der Augenmuskeln

Halte den Daumennagel einer Hand etwa zehn Zentimeter vor deine Augen. Es ist nicht wichtig, ob du ihn deutlich erkennen kannst oder nicht. Hebe die Hand jetzt nach oben, atme dabei ein und folge der Bewegung mit den Augen. Der Kopf rührt sich nicht. Beim Ausatmen senkst du die Hand wieder in die Ausgangsposition. Als Nächstes machst du eine Bewegung um 45 Grad nach rechts. Einatmen. Nur der Blick folgt dem Daumen. Danach geht es nach links oben. Abschließend je eine Kreisbewegung in beide Richtungen.

## Bewegungs-Übungen

### Schüttelübung

Suche dir eine guten Platz zum Stehen und nimm eine aufrechte Haltung ein. Achte darauf, dass deine Füße einen schulterbreiten Abstand haben und alle deine Gelenke locker und weich sind. Vor allem die Knie solltest du auf keinen Fall durchdrücken. Die Arme lässt du einfach an der Seite herabhängen. Kontrolliere auch noch, ob deine Schultern entspannt sind und du sie nicht nach oben gezogen hast. Beginne mit einem leichten Schütteln in den Beinen. Lass es immer stärker werden, bis es deinen ganzen Körper ergriffen hat. Dabei sollte es aber immer angenehm bleiben. Wenn du magst, kannst du auch mal das eine oder andere Bein vom Boden heben.



### Baum im Wind

Stelle dich schulterbreit hin, lockere alle Gelenke und hebe die Arme nach oben, als wären sie die Äste eines Baumes. Stelle dir nun vor, dass ein kräftiger Windstoß diesen Baum hin und her bewegt. Nimm diese Vorstellung auf und neige dich nach allen Seiten, gerade so, wie es ein Baum im Wind machen würde.

### Klopfübung

Nimm einen schulterbreiten Stand ein, lass alle Gelenke weich werden und bilde mit den Händen lockere Fäuste. Abwechselnd schlägst du dir nun jeweils mit beiden Fäusten sanft in die Leistengegend und dann wieder auf den Po. Schlage keineswegs fest zu, sondern achte darauf, dass es sich wie ein sanfter Klapps anfühlt. Du kannst mit dieser Methode ebenfalls deine Seiten beklopfen. Dabei trifft eine Hand den seitlichen Oberschenkel und die andere Hand geht nach oben in den Rippenbereich. Durch den Wechsel von oben und unten siehst du ein bisschen wie ein Wackelmännchen aus. Also mache es bitte nicht zu schnell.

### Sich vor Lachen schütteln

Stell dich bequem und sicher hin. Achte darauf, dass du eine gerade Haltung hast, aber deine Gelenke nicht durchdrückst. Dann fängst du einfach an zu lachen. Das kommt dir sicher zuerst einmal gekünstelt und komisch vor. Lass dich davon aber nicht beirren. Lache einfach weiter und werde immer lauter. Übernimm das Lachen in deinen Körper, bis es dich schüttelt. Hab Vertrauen – irgendwann musst du wirklich lachen, weil das Ganze so komisch ist. Nach einer Weile kannst du wieder leiser und ruhiger werden. Am Ende holst du noch mehrmals tief Luft und spürst nach, was diese Übung mit dir gemacht hat.



## Kleine Qigong-Übungen

### Wolken teilen

Stelle dich aufrecht in einen schulterbreiten Stand und lass alle Gelenke locker. Drücke die Knie nicht durch. Die Arme hängen locker herab. Hebe die Arme mittig vor dem Körper nach oben. Die Handflächen zeigen nach innen. Die Handgelenke sind überkreuzt, berühren sich aber nicht. Bist du mit deinen Armen über dem Kopf, dann führe sie seitlich nach außen. Die Gelenke sollen sich aber nicht durchstrecken. Lass die Arme seitlich nach unten sinken, bis sie in der Ausgangsposition angekommen sind. Dann beginne erneut. Mache diese Kreisbewegung sechs bis zwölf Mal.

## Mit den Händen durch das Wasser streichen

Begib dich in Schrittstellung, so dass ein Bein weiter vorn ist. Lass alle Gelenke locker. Drücke die Knie nicht durch. Die Arme hängen locker herab. Hebe beide Arme gleichzeitig nach vorn. Behalte sie dabei in ihrer seitlichen Stellung. Sind sie etwa 45 Grad nach vorne gewandert, dann senke sie wieder. Habe bei dieser Übung die Vorstellung, dass du im See stehst und mit den Fingerspitzen die Wasseroberfläche streifst. Mache diese Bewegung sechs bis zwölf Mal.

## Öffnen und schließen

Stelle dich aufrecht in einen schulterbreiten Stand und lass alle Gelenke locker. Drücke die Knie nicht durch. Die Arme hängen locker herab. Lege die Hände vor dem Unterbauch ineinander, so als ob sie eine Schale bilden. Die Arme sind rund, die Ellbogen weich. Öffne die Arme nach außen, bleibe dabei jedoch unterhalb deiner Brusthöhe. Ziehe die Schultern nicht hoch und lass die Arme rund. Lege die Hände wieder zusammen, indem du die Bewegung zurücknimmst. Dann öffnest du erneut und schließt wieder. Mache diese Bewegung sechs bis zwölf Mal.



## Die Wellen kräuseln sich auf dem See

Stelle dich aufrecht in einen schulterbreiten Stand und lass alle Gelenke locker. Drücke die Knie nicht durch. Die Arme hängen locker herab. Hebe einen Arm bis in Brusthöhe nach vorne. Seine Handfläche zeigt nach unten. Der Arm geht nicht mittig zum Körper, sondern bleibt in der seitlichen Lage. Von der Brusthöhe aus senkt er sich wieder in die Ausgangsposition. Nun ist der andere Arm an der Reihe. Du hebst also immer abwechselnd einen Arm um den anderen. Das erinnert an eine Wellenbewegung. Mache das für jeden Arm sechs bis zwölf Mal.

# ÜBUNGEN FÜR DAS SOLOWALDBADEN

## Glücksnotizen

**Wenn du allein unterwegs bist, dann kannst du dir deine Zeit nach Gutdünken einteilen. In deinem Rucksack sollte auf jeden Fall ein Notizbuch mit auf die Wanderung gehen. Darin kannst du deine Eindrücke festhalten und dich später daran erfreuen.**

### Achtsamkeits-Tagebuch

Wenn du schon ein Stück gegangen bist, dann suche dir einen Platz, der dir gefällt, und nimm dein Notizbuch heraus. Stelle dir vor, du schreibst Tagebuch und willst dabei folgende Fragen beantworten: Was war bisher dein achtsamster Moment an diesem Tag? Was war heute dein unachtsamster Moment? Wie hast du dich jeweils dabei oder danach gefühlt? Hat dich das irgendwie beeinflusst? Wie fühlst du dich jetzt? Was bedeutet es für dich, hier im Wald zu sein?

### Wald-Kalender

Wenn du regelmäßig in den Wald gehst und oft die gleichen Stellen aufsuchst, dann kannst du dir deinen Kalender mit eigenen Fotos basteln. Damit hast du nicht nur ein Stück Natur für zu Hause, sondern schaffst auch eine spannende Aufzeichnung, wie sich der Wald verändert. Suche dir eine Stelle, deren Anblick von verschiedenen Bäumen geprägt wird. Am besten ist es, wenn mindestens ein Laubbaum mit zu dieser Gruppe gehört. Suche dir dann einen Platz, den du immer wieder einnimmst. Am einfachsten ist es, wenn du dich an einen Baum lehnst. Es geht darum, dass du immer wieder aus der gleichen Perspektive fotografierst. Falls du es schaffst, jeden Monat ein Foto von genau dieser Baumgruppe oder dem Landschaftsausschnitt zu machen, wirst du nicht nur 12 Fotos von deinem Lieblingsplatz für deinen Kalender haben, sondern auch noch ein faszinierendes Protokoll über die Veränderungen im Jahreskreislauf.

### Der Brief von einem Baum

Setze dich unter einen Baum und schreibe einen kurzen Brief an dich selbst aus der Perspektive des Baumes.

## Führe ein Naturjournal

### Erstelle dein Naturjournal

Dafür benötigst du ein einfaches Heft deiner Wahl, welches du immer mit auf deine Wanderungen nimmst. Ganz oben schreibst du das Datum und einige Worte zum Wetter hin. Wenn du magst, kannst du auch kurz beschreiben, wie dein Befinden war, als du losgegangen bist. Suche dir nach einer Weile einen Platz, an dem du dich wohlfühlst. Wenn du immer andere Routen wählst, dann beschreibe ihn kurz. Als Nächstes notierst du ein Wort, welches etwas ausdrückt, das du gehört hast. Dann zwei Worte dafür, was du gesehen hast. Und drei Worte darüber, wie du dich fühlst. Mache das bitte immer in dieser Reihenfolge, damit du später deine Eindrücke vergleichen kannst.

### Erweitere dein Naturjournal

Wenn du auf den Geschmack gekommen bist, dann kannst du dein Journal mit Skizzen und Fotos ausschmücken. Du kannst Listen erstellen, Fragen notieren, die auftauchen und später beantwortet werden wollen. Natürlich dürfen auch gepresste Blätter, Blüten oder Samen mit hinein.

# Mit der Kamera unterwegs

**Sicher hast du dein Handy dabei. Lass es bitte stumm geschaltet, damit es dich nicht ablenkt. Mit der Kamera kannst du dagegen spannende Aufnahmen erstellen, die gut zum Waldbaden passen, denn sie erfordern Aufmerksamkeit und Kreativität. Das Ziel dieser Übungen ist es, zu erkennen, dass das Bild in deinem Kopf wertvoller ist als die Fotografie.**

## Deinen persönlichen Kraftplatz suchen

Suche dir einen Platz im Wald, bei dem du fühlst, dass es ein besonderer Ort für dich ist. Gehe umher und lass dich von dem Platz anziehen. Er sollte dir ein Gefühl des Ankommens, der Sicherheit und des Vertrautsein vermitteln. Wenn du dir unsicher bist, wo du suchen sollst, dann begib dich an Stellen, wo der Wald in eine Wiese übergeht, wo sich ein Bach entlangschlängelt oder wo immer zwei unterschiedliche Bereiche aufeinander treffen. Dort ist die Möglichkeit, dass du einen besonderen Ort findest, ziemlich hoch. Wenn du einen passenden Platz gefunden hast, setze dich hin und lass seine Energie auf dich wirken. Entspanne dich und nimm die Natur um dich herum wahr. Stelle dir vor, du bist ein Teil davon. Atme, schau und genieße.

## Ein Textur-Archiv erstellen

Fotografiere im Nahaufnahmemodus der Kamera einzelne Texturen in der Natur. Das können die Adern auf einem Blatt sein, die Blütenmitte einer Blume oder die Härchen auf dem Moos. Es geht nicht darum, ein ganzes Objekt darzustellen, sondern nur Teile davon, deren Struktur dich anspricht.

## Eine visuelle Geschichte erstellen

Mache Fotos, die der Reihe nach eine Geschichte erzählen können. Du brauchst das nicht unbedingt in Worte zu fassen, denn die Bilder sollen zueinander in Beziehung stehen. Du könntest so zum Beispiel das Abenteuer eines kleinen Käfers erzählen.

Oder Porträts von den Freunden deines Lieblingsbaumes machen. Vielleicht dokumentierst du auch Schritt für Schritt die Entstehung eines Kunstwerkes aus Naturmaterialien.

### Fotografiere Ungewöhnliches

Suche nach Motiven, die Kontraste darstellen oder eine geometrische Form haben. Mache Nahaufnahmen oder Porträts von Pflanzen, Bäumen und Tieren. Versuche dabei immer, dich auf dein jeweiliges Modell einzustimmen, und schaffe eine energetische Verbindung zwischen euch.

## Übungen zum Sehen

### Blick durch den Vorhang

Stelle dich locker und aufrecht auf einen ebenen Untergrund. Spüre den Kontakt zum Boden und schau geradeaus. Nimm wahr, was sich vor deinen Augen befindet. Hebe die gestreckten Arme nach vorn, bis sie in Augenhöhe sind. Lass die Handinnenflächen sich mit einem Abstand von etwa zehn Zentimetern anschauen. Dann öffne die Arme nach außen, bis sie seitlich ausgestreckt sind. Führe sie dann langsam wieder in die Ausgangsposition vor den Augen zurück. Stelle dir dabei vor, dass du einen Vorhang öffnest und fast wieder schließt. Das Bühnenbild ist vor dir. Je nachdem, wie weit du den Vorhang öffnest, so viel ist dein Blick in der Lage, zu erfassen. Achte einmal darauf, ob die unterschiedlichen Ausblicke verschiedene Wirkungen auf dich haben. Wandelt sich etwas in deiner Wahrnehmung, wenn sich dein Gesichtsfeld verändert?



### Einfach beobachten

Suche dir einen Platz, wo du dich bequem hinsetzen kannst. Verhalte dich ganz still und warte ab. Es passiert nichts? Sei nicht so ungeduldig. Der Wald ist voller Leben. Was bewegt sich am Boden vor deinen Füßen? Sitzt auf dem Baum gegenüber ein Vogel? Was macht er? Drehe deinen Kopf langsam. Schau, was über dir passiert. Was ist links und rechts zu sehen? Spüre in dich hinein. Fällt es dir schwer, einfach nur Beobachter zu sein? Fühlst du dich wohl, wenn du einfach nur stummer Teil eines Ganzen bist? Oder möchtest du am liebsten aufspringen und weiterlaufen? Was sagen deine Gefühle über dich aus?

## Übungen im Gehen

### Wahrnehmen und nicht reagieren

Entscheide dich für einen Weg, den du achtsam auf und ab gehen willst. Nimm während des Gehens wahr, was für Impulse oder Eindrücke dich erreichen. Spüre es, aber reagiere nicht. Stelle fest, wenn es gut riecht, aber gehe weiter. Bemerke einen kalten Lufthauch, aber gehe weiter. Fühle, dass sich der Boden unter deinen Füßen verändert, aber gehe weiter. Nimm wahr, wenn sich etwas ändert und wenn es wieder vorbei ist, aber reagiere nicht darauf.



## Achtsamkeitsübungen

### Mitgefühl mit dir selbst

Viel zu oft hadern wir mit uns selbst. Wir sind nicht zufrieden mit uns, machen uns Vorwürfe oder fühlen uns einfach mies, weil wir uns nicht genug schätzen. Mit dieser Übung verzeihst du dir deine angeblichen Fehler. Nimm eine aufrechte und lockere Haltung ein. Ganz gleich, ob du stehst oder sitzt, wichtig ist, dass dein Atem frei fließen kann. Konzentriere dich wenn möglich auf deinen Bauch. Spüre, wie sich die Bauchdecke bei jedem Atemzug hebt und senkt. Wenn es dir schwerfällt, mit deinen Gedanken bei dir zu bleiben, dann denke beim Einatmen „ein" und beim Ausatmen „aus". Das mache 5 bis 10 Mal und dann sprich dir Folgendes vor: „Ich verdiene es, glücklich und zufrieden zu sein. Ich verdiene es, in Sicherheit zu leben.

Ich verdiene es, in Wohlstand und Freude zu leben. Ich verdiene es, gesund zu sein." Gerne darfst du noch weitere Sätze hinzufügen. Vielleicht kommst du dir etwas albern vor, wenn du mit dir allein sprechen sollst. Mache es trotzdem. Das Ganze ist viel voller, wenn man es ausspricht, als wenn man es nur denkt.

## Ein Lächeln pflanzen

Diese Aufgabe kannst du gut an die Übung „Mitgefühl mit dir selbst" anschließen lassen. Nimm deinen Atem bewusst wahr und sprich die folgenden Sätze dazu: „Beim Einatmen schenke ich meinem Körper Frieden. Beim Ausatmen lächle ich mir zu. Beim Einatmen bin ich ganz bei mir. Beim Ausatmen freue ich mich an der Welt." Das kannst du gern mehrere Male wiederholen. Am besten so lange, bis du wirklich lächelst.

## Ein inneres Bild malen

Schau dich um und finde etwas, was dir gefällt. Das kann ein Baum, eine Blume, ein Stück Waldboden oder sogar eine ganze Landschaft sein. Nimm so viele Details wie möglich wahr. Dann schließe die Augen und lass dieses Bild vor deinem Inneren entstehen. Versuche so nah wie möglich an die Vorlage zu kommen. Öffne die Augen wieder und vergleiche. Präge dir neue Details ein, die du danach in dein inneres Bild einbaust. Mache das wenn möglich so lange, bis du mit deinem Ergebnis zufrieden bist.

## Gedanken-Tagebuch

Beschreibe einmal für einige Zeit in Gedanken alles, was du machst. Sei dabei so konkret wie möglich. Es reicht nicht, zu denken, dass du den Waldweg entlanggehst, sondern sei präziser. „Ich hebe mein linkes Bein und mache einen Schritt. Jetzt wo es auf dem Boden steht, hebe ich mein rechtes Bein und mache einen Schritt. Links von mir höre ich einen Vogel zwitschern. Ich halte inne und drehe meinen Kopf nach links." Du wirst erstaunt feststellen, wie viele alltägliche Tätigkeiten du unbewusst ausführst und wie anders sie sich anfühlen, wenn du ihnen Aufmerksamkeit schenkst.

# Dein Freund der Baum

Finde einen Baum, der dich auf seine besondere Art anspricht. Schau ihn dir von allen Seiten genau an. Berühre seinen Stamm, seine Blätter und Zweige, wenn du sie erreichen kannst. Setze dich zuerst einmal in seine Nähe und stelle dir in Gedanken vor, dass du dich mit ihm unterhältst. Wenn du dabei ein gutes Gefühl hast, gehe zu ihm und lehne dich an seinen Stamm. Erzähle ihm ein Geheimnis, verrate einen geheimen Wunsch oder teile einen Kummer, der dich vielleicht plagt, mit ihm. Wenn du ganz achtsam bist, dann kannst du seine Antwort in deinem Inneren verstehen. Bedanke dich für seine weisen Worte. Falls du magst, kannst du ihn auch umarmen. Dann verabschiede dich und gehe deiner Wege.

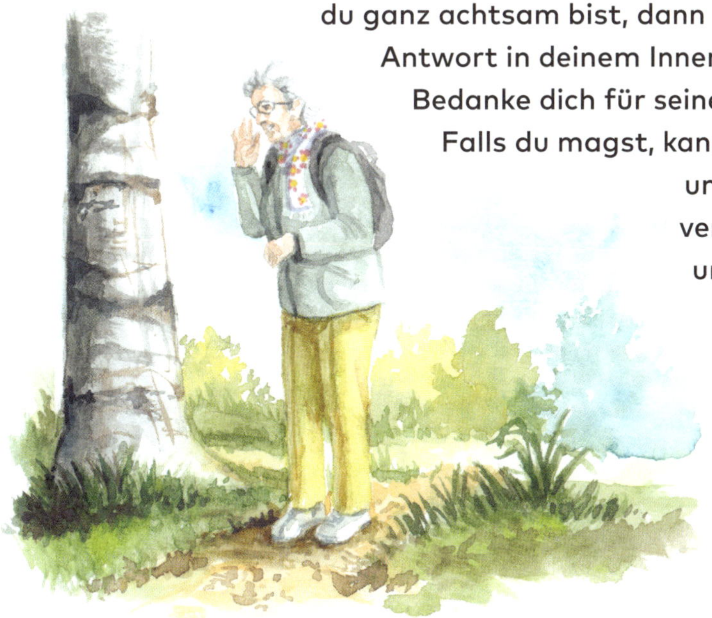

# ÜBUNGEN FÜR PAARE

## Einander vertrauen

**Die folgenden Übungen sind Partnerübungen. Lege zum Anfang fest, wer A und wer B ist.**

### Folge dem Geräusch

B sucht in der Natur Materialien, mit denen Geräusche gemacht werden können. Stöcke kann man aneinander schlagen, Steine ebenfalls, Blätter rascheln. Falls nichts Passendes gefunden wird, kann auch auf Händeklatschen oder Pfeifen ausgewichen werden. Das erzeugte Geräusch muss nicht laut, sollte aber deutlich zu hören sein. Nun schließt A die Augen. B geht voran und A folgt, ohne die Augen zu öffnen. Dabei wechselt B mehrmals die Richtung, so dass sich A immer wieder neu orientieren muss. B ist dafür verantwortlich, dass auf der Strecke keine Stolperfallen sind und A nicht zu Schaden kommt. Nach einer Weile wird gewechselt. B schließt jetzt die Augen und vertraut auf die Führung von A.



### Blind führen

Diese Übung ist besonders wirkungsvoll, wenn ihr auf einer relativ kurzen Wegstrecke verschiedene Bodenbeschaffenheiten vorfindet. Das könnte beispielsweise eine Stelle sein, wo sich ein Waldweg und ein asphaltierter Radweg kreuzen. A schließt die Augen und lässt sich von B vertrauensvoll führen. Kann man feststellen, wo sich der Untergrund ändert? Natürlich wird anschließend gewechselt, damit auch B den Unterschied mit geschlossenen Augen ergründen kann.

### Gerüche erkennen

A schließt die Augen und B hält etwas unter die Nase, was erraten werden soll. Nach drei Proben solltet ihr tauschen.

## Aufräumen

Sucht euch ein Stück Waldboden aus, welches auf den ersten Blick „unaufgeräumt" und durcheinander aussieht. Grenzt mit längeren Stöcken eine Fläche davon ein und beginnt aufzuräumen (Das ist eine Arbeit, die man oft nicht gern macht). Denkt euch gemeinsam eine Ordnungsmethode aus, nachder ihr alles, was ihr innerhalb der Begrenzung findet, sortiert. Das kann beispielsweise so aussehe, dass alle Blätter auf einen Haufen kommen und die Zapfen in Reih, und Glied liegen. Moos kann man aufstapeln und Stöcke in die Erde stecken. Überlegt euch gemeinsam ein System, räumt auf und habt vor allem Spaß dabei.

# Gemeinsamkeit erleben

## Ein Glücksglas für den Alltag füllen



Sicher gibt es bei euch im Haushalt ein Schraubglas, das besonders schön ist. Das nehmt ihr mit in den Wald und füllt es mit Dingen, die euch besonders ansprechen. Bevor ihr euer Fundstück in das Glas legt, erklärt ihr, warum es mit nach Hause genommen werden soll. Das Schneckenhaus, weil es euch im Alltag daran erinnert, dass man manches auch langsamer angehen kann. Der Glitzerstein, der wirkt, als gehöre er zum Nibelungenschatz. Das Hütchen einer Eichel, weil es aussieht wie die Mütze der Frau, die eure Blumen gießt, wenn ihr im Urlaub seid. Füllt euer Glas mit Sachen, die eine Bedeutung für euch haben. Alles was zappelt und lebt, das lasst ihr aber bitte im Wald.

## Sonnenaufgang im Wald

Das ist zwar eine Übung für Frühaufsteher, aber die Erfahrung, gemeinsam einen Sonnenaufgang zu erleben, ist etwas ganz Besonderes. Sucht euch am besten schon am Vortag einen Platz, an dem ihr euch zusammen hinsetzen könnt. Der

Blick sollte dabei nach Osten schweifen können. Falls ihr nicht wisst, wo Osten ist: Dafür gibt es eine Kompass-App. Da es am frühen Morgen oft noch frisch ist, solltet ihr eine Decke mitnehmen. Und natürlich darf die Taschenlampe nicht fehlen, denn vor Sonnenaufgang ist es noch recht dunkel. Am Platz angekommen, setzt ihr euch hin und kuschelt euch, wenn nötig, unter eine Decke. Lehnt euch aneinander, schweigt und genießt, wie es langsam heller wird und sich der Wald um euch herum verändert. Nehmt diese Erfahrung mit in den Alltag und seid gewiss, dass nicht alle Menschen so etwas Schönes erlebt haben.

## In den Schuhen des anderen gehen

Die folgende Übung ist ebenfalls eine Partnerübung. Legt zu Anfang fest, wer A und wer B ist. A geht langsam, mit nicht zu großen Schritten, vorne weg. B folgt, wobei genau in die Fußstapfen von A getreten wird. Klappt das gut, dann beginnt B auch die Körperhaltung von A nachzuahmen. Da gibt es einiges nachzumachen. Die Bewegung der Arme, den Hüftschwung, das Drehen des Kopfes. Nach einer Weile darf A auch schon mal komische oder ungewohnte Bewegungen machen, die B dann imitiert. Dabei wird versucht, immer in den Fußstapfen von A zu bleiben. Nach einer Weile wird gewechselt.

## Einen Altar für eure Liebe schaffen

Sucht euch einen Platz, der euch gefällt und nicht unmittelbar am Wegesrand liegt. Ist dort ein großer Stein oder ein dicker Baumstumpf? Vielleicht gibt es ja einen Baum mit einem außergewöhnlichen Wuchs? Schaut euch um und lasst euch von eurem Bauchgefühl leiten. Die Stelle, die euch anspricht, könnt ihr mit Steinen, Hölzern und allerlei Naturmaterialien so schmücken, dass sie an einen Altar erinnert. Freut euch an dem, was ihr geschaffen habt. Seid aber gleichzeitig gewiss, dass diese Stelle nicht für ewig so bleiben wird. Alles verändert sich. Und die Natur holt sich zurück, was ihr gehört. Sie fügt es ein in das große Ganze, von dem auch ihr ein Teil seid.

## Glühwürmchen suchen

Glühwürmchen sind nicht leicht zu finden, denn sie schwärmen nur rund um den Johannistag am 24. Juni aus. Um sie beobachten zu können, müsst ihr euch auf die Suche nach feuchten Waldrändern oder Gebüschen im Park machen. Ihr werdet sie keineswegs im dichten Wald oder gar im Nadelwald finden. Viel Glück. Falls ihr nicht wisst, wie sie aussehen, braucht ihr euch keine Sorgen zu machen. Sobald ihr die kleinen fliegenden Leuchtkäfer einmal entdeckt, werdet ihr sie sofort erkennen.

## Ein Vogelkind füttern

Für diese Übung solltet ihr euch eine Büchse mit klein geschnittenem Obst mit in den Wald nehmen. Bitte wählt mehrere Sorten aus, denn sonst ist die Aufgabe zu einfach. Da es sich hierbei um eine Partnerübung handelt, legt ihr zuerst fest, wer die Vogelmutter ist. Das Vogelkind schließt die Augen und soll am Geschmack erraten, womit es gefüttert wird. Lasst euch bitte Zeit und kaut langsam und bedächtig. Erst wenn das Häppchen völlig heruntergeschluckt wurde, gibt es das nächste Stück. Natürlich könnt ihr nach einer Weile wechseln.

## Etwas Schönes erschaffen

Jeder sammelt zehn Objekte aus dem Wald und bringt sie zu einem gemeinsamen Platz. Aus vier Stöcken legt ihr dann einen Rahmen, in dem ihr eure Sammelstücke als Kunstwerk anordnet. Habt Spaß dabei.

## Wandel und Verbundenheit erkennen

Findet gemeinsam ein Naturobjekt, das für euch die Veränderlichkeit symbolisiert. Dann sucht ihr etwas, was in eurer Vorstellung Verbundenheit darstellt.

# Blattcollage

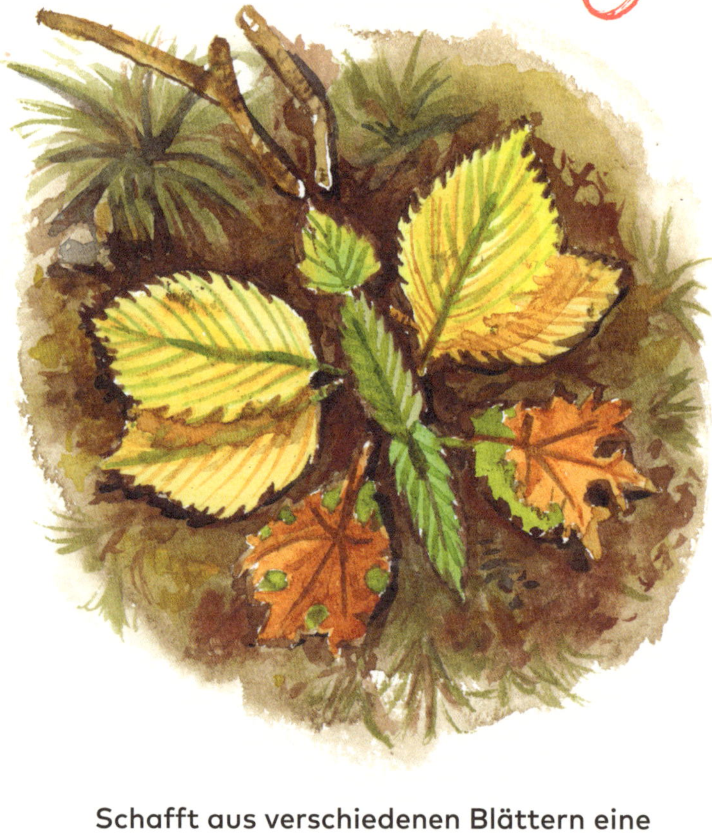

Schafft aus verschiedenen Blättern eine mythische oder magische Waldkreatur. Lasst eure Phantasie spielen und legt auf dem Waldboden die Figur eines Wesens, das aus einem Märchenbuch entsprungen ist.

# ÜBUNGEN FÜR SENIOREN

## Erinnere dich

Suche dir ein Material aus der Natur und erzähle, woran es dich erinnert. Verbinde deine Geschichte mit positiven Elementen aus der Kindheit. Zum Beispiel: im Moos liegen, Beeren sammeln, Besuch bei der Tante im Dorf.

## Verzaubertes entdecken

Nimm dir ein Material aus der Natur und stelle dir vor, es wäre ein verzauberter Gegenstand. Lass deiner Phantasie freien Lauf: Ein runder Stein kann das Ei eines Drachen sein. Ein Kiefernzapfen die Krone des Elfenkönigs.

## Fühlen

Nimm ein Material aus der Natur und schließe die Augen. Beschreibe, was du fühlst.

## Hören

Nimm verschiedene Hölzer und schlage sie gegeneinander. Lausche auf die unterschiedlichen Klänge. Vielleicht trommelst du auch einen Takt damit.

## Sehen

Diese Übung erinnert an das Spiel „Ich sehe was, was du nicht siehst". Schau dich um und entdecke fünf unterschiedliche Töne der Farbe Grün. Versuche mindestens drei Mal etwas Gelbes, Rotes und Braunes zu entdecken. Blau kommt in der Natur relativ selten vor. Vielleicht kannst du etwas davon erkennen.

## Buchstaben legen

Nimm mehrere kleine Steine oder Zapfen und lege damit den Anfangsbuchstaben deines Vornamens. Du kannst anschließend den Nachnamen, deinen Geburtsort oder ein anderes

Wort wählen. Wenn du Rechtshänder bist, dann nimm beim zweiten Versuch die linke Hand. Als Linkshänder arbeitest du dann mit rechts.

## Unterschiede und Gemeinsamkeiten

Nimm zwei verschiedene Naturmaterialien und zähle zuerst die Unterschiede auf. Dann suche nach Gemeinsamkeiten. Zum Beispiel Stein und Zapfen. Stein: rund und glatt. Zapfen: hat Ecken und ist rau. Gemeinsamkeit: klein, aus dem Wald, Leute treten unachtsam drauf, tut weh, wenn man ihn auf den Kopf bekommt.

## Wirf und fang

Nimm einen kleinen Stein oder einen Zapfen und wirf ihn von einer Hand in die andere. Wirf ihn dann jeweils so, dass du nur mit einer Hand übst. Lege ihn zum Schluss auf deinen Handrücken, wirf ihn hoch und versuche ihn mit dieser Hand auch wieder aufzufangen.

## Zielwerfen

Nimm mehrere kleine Steine oder Zapfen und male mit einem Stock auf den Waldboden einen Kreis. Der ist das Ziel, das du mit deinen Wurfgeschossen treffen sollst. Vergrößere nach und nach den Abstand dazu.

## Rund herum

Nimm einen kleinen Stein oder Zapfen und gib ihn in einem Kreis um dich herum. Übergib ihn hinter deinem Rücken. Wenn du sitzt, dann hebe ein Bein etwas an und reiche ihn von einer Hand in die andere darunter durch. Wechsele die Beine und auch die Richtung.

# ÜBUNGEN MIT SENIOREN

## Schnupper mal

Obwohl wir uns dessen nicht unbedingt bewusst sind, verbinden wir viele Erinnerungen mit Gerüchen. Bei dieser Übung werden wir uns ganz auf den Geruchssinn konzentrieren und uns vielleicht an Sachen erinnern, die wir damit verbinden. Dafür zerreiben wir die Blätter und Nadeln zwischen den Fingern, um an deren Duft heranzukommen. Wir beschnuppern unterschiedliche Arten von Erde, Moos und fauligem Holz.

## Berühren und berühren lassen

Wir sammeln verschiedene Naturmaterialien in einen Beutel. Nacheinander dürfen alle einmal hineinfassen und raten, was sie in der Hand haben. Wer mag, kann sein Fundstück herausholen und nachschauen, ob es stimmt. In der zweiten Runde suchen sich alle ein Stück aus, mit dem sie sich an ungewöhnlichen Stellen berühren. Ein Kiefernzapfen auf dem Handrücken, ein Stein an der Wange, etwas Moos am Oberarm? Alles ist möglich, wenn man es sich traut.

## Mit allen Sinnen meditieren

Alle sitzen bequem und entspannt. Wer kann, sollte die Augen schließen. Folgender Text bietet sich an:

*„Ich lade euch ein, einen tiefen Atemzug zu machen. Wenn ihr Kummer oder Sorgen habt, dann lasst die mit dem Ausatmen davonfliegen. Freut euch einfach nur daran, dass wir hier im Wald sind. Spürt einmal in euren Körper. Wie fühlt sich das an, hier zu sitzen? Könnt ihr den Boden unter euren Füßen wahrnehmen? Wo habt ihr eure Hände? Hängen sie herunter oder liegen sie still im Schoß? Fühlt sich das gut an? Könnt ihr etwas hören? Wenn ja, dann versucht herauszubekommen, woher es stammt. Ist es rechts oder links? Ist es vor oder hinter euch? Könnt ihr etwas riechen? Ist es angenehm oder nicht? Ist es vertraut oder*

*fremd? Wenn ihr wollt, könnt ihr einmal wie ein Hund schnüffeln. Gibt es jetzt mehr zu riechen? Spürt ihr die Luft an eurer Haut? Am Gesicht? An den Händen? Im Nacken? Ist das angenehm? Zu warm oder zu kalt? Oder gerade richtig? Wer seine Augen geschlossen hat, der möge sie jetzt öffnen. Schaut einmal so weit, wie ihr könnt, zum Horizont oder den Wipfeln der Bäume. Dann schaut ihr auf eure Hände. Und danach noch einmal in die Ferne. Zum Abschluss holt ihr ein weiteres Mal tief Luft und dürft sie mit einem herzhaften Seufzer entweichen lassen."*

## Achtsam schmecken

Für diese Übung brauchen wir kleine Würfel von verschiedenen Obst- oder unterschiedlichen Brotsorten. Es geht jetzt nicht darum, richtig zu essen, sondern den Geschmack zu erfahren. Zuerst wird das Stückchen langsam im Mund hin und her bewegt. Verändert sich dabei der Geschmack? Wer es nicht mehr erwarten kann, der darf dann schon einmal zubeißen und mehrmals kauen. Aber bitte viel länger als beim normalen Essen. Verändert sich der Geschmack? Und was bleibt, wenn es heruntergeschluckt wurde?



## Der Redekreis

Alle sitzen im Kreis herum und werden gebeten zu erzählen, was sie mit dem Wald verbinden. Damit nicht alle durcheinander schnattern, gibt es einen Redestab. Das kann ein einfacher Stock sein oder ein Ast, der mit Bändern und Federn geschmückt wurde. Nur wer ihn in der Hand hält, darf reden. Ist die Geschichte zu Ende, wird er weitergegeben. Wer nichts sagen möchte, reicht den Stab wortlos weiter.

## Bewegungsgeschichte im Sitzen: Pilze suchen

*„Wir wollen heute Pilze suchen. Dazu brauchen wir einen Korb. Der ist im Keller. Also müssen wir die Kellertreppe hinabsteigen. Wo ist denn nur dieser Korb? Wir schauen uns um. Ach, da ist er ja. Da freuen wir uns, dass wir ihn gefunden haben. Er ist ganz voll Spinnweben. Die müssen wir abschütteln. Dann gehen wir*

*mit unserem Korb wieder nach oben. Jetzt brauchen wir noch ein Messer. Die sind in der Küche. Wir nehmen verschiedene Messer aus der Schublade, schauen sie uns genau an, ehe wir uns entscheiden. Jetzt ist es aber an der Zeit, in den Wald zu gehen. Zuerst ziehen wir uns die Jacke an. Dann setzen wir uns eine Mütze auf. Nun müssen wir noch in die Stiefel fahren. Dann gehen wir los. Im Wald sind in diesem Jahr viele Pilze gewachsen. Wir bücken uns nach links und rechts und sammeln sie in unseren Korb. Wenn wir genug haben, dann gehen wir wieder nach Hause."*

Wer mag, kann erzählen, welche Pilze er am liebsten isst.

## Bewegungsgeschichte im Sitzen: Tiere im Wald

Alle sitzen in einem Kreis. Immer wenn in der Geschichte bewegliche Körperteile, wie z.B. Arme, Hände, Füße, der Kopf, Beine, Zehen, Finger, Augenbrauen, Nase, Stirn usw., vorkommen, werden diese von den Teilnehmern bewegt. Auf nicht-bewegliche Körperteile, wie Augen, Mund, Haare, Hals und Ohren, wird mit dem Finger gezeigt. Wird der Po erwähnt, heben alle das Gesäß einmal kurz an und setzen sich dann wieder.

*„Paula ist in einem großen Haus genau am Waldesrand aufgewachsen. Sobald sie laufen konnte, trugen ihre kleinen Beinchen sie fast täglich in den Wald hinter dem Haus. Ihr stetiger Begleiter war Rex, der Familienhund. Rex war ein Schäferhund, der einen ganzen Kopf größer war als Paula. Doch das war ihr egal. Auch wenn sie manchmal Mühe hatte, ihn nicht aus den Augen zu verlieren. Dort, wo die Pfoten von Rex hinliefen, bewegten sich auch ihre Füße hin. Zum Glück war der Hund gut erzogen und hörte auf sie. Klatschte Paula zweimal in ihre Hände, kam Rex mit seinen langen Beinen sofort angelaufen. Dann setzte er sich erwartungsvoll auf seinen Po und sah sie mit seinen klugen Augen an. Vielleicht würde sie ihm den Bauch kraulen? Er mochte es, wenn ihre kleinen Händchen ihn streichelten. Rex war sehr aufmerksam und wollte Paula vor allen Gefahren beschützen. Seine Ohren bewegten sich immer genau in die Richtung, in der*

*Paula gerade spielte. Paula liebte Rex. Genau genommen liebte sie alle Tiere. Darum war sie auch so oft im Wald unterwegs, um sie mit glänzenden Augen zu beobachten. Zum Glück war Rex ein sehr braver Hund. Er legte sich artig auf seinen Bauch ins Gras und dachte nicht daran, den anderen Tieren mit seinen schnellen Beinen hinterherzurennen. So hatte Paula genug Zeit, um sich anzusehen, wer alles vorbeikam. Zuerst entdeckte sie ein Häschen. Das wackelte lustig mit seinen langen Ohren. Es fand eine Wurzel, die es mit den kräftigen Zähnen annagte. Und weil sie ihm schmeckte, wollte das Häschen die Wurzel mit nach Hause nehmen. So hoppelte es lustig mit den Beinen schlenkernd davon. Dann kam ein Eichhörnchen des Weges. Dessen Po zierte ein prächtiger buschiger Schwanz. In den Händen hielt es eine Nuss. Doch das Eichhörnchen blieb nicht lange sitzen, denn ein Fuchs näherte sich. Der schnüffelte mit seiner Nase aufgeregt. Aber er war zu spät. Heute gab es keinen Eichhörnchenbraten. So machte er sich wieder auf die Beine und trollte sich. Als Nächstes kam ein scheues Reh vorbei. Seine Augen huschten unruhig hin und her. Und weil es im Gebüsch knackte, rannte es schnell davon, so dass Paula nur noch seinen weißen Po sah. Das Reh war ganz umsonst davongerannt. Der Lärm, den es gehört hatte, stammte von einem Hirsch. Der lief mit seinen langen Beinen ganz nah an Paula vorbei. Auf seinem Kopf trug er ein riesiges Geweih. Darauf war er sehr stolz und das sah man ihm an. Der Hirsch hielt sich nicht lange auf: Paula wollte schon Rex ein Zeichen mit der Hand geben, dass sie nun nach Hause gehen würden, als noch ein Tier auftauchte. Ein großes Wildschwein kam hinter den Bäumen hervor. Mit seiner kräftigen Nase durchwühlte es den Waldboden nach Käfern und Larven. Weil es aber nichts davon fand, zog es weiter. Paula kraulte Rex hinter den Ohren, weil er so brav gewesen war. Dann machten sie sich auf den Heimweg und liefen so schnell, wie Paulas Beinchen sie tragen konnten. Zu Hause erzählte Paula mit glänzenden Augen und geröteten Wangen von ihren Beobachtungen. Ihrem Bruder Max blieb vor Staunen der Mund offen stehen."*

# ÜBUNGEN FÜR FAMILIEN

## Abenteuer Archäologie

Schaut euch den Wald und die Landschaft genau an. Wo finden sich Strukturen, die sich von der Umgebung unterscheiden? Könnte das ein verlassener Lagerplatz sein oder die Ruine einer versunkenen Stadt? Lasst eure Phantasie spielen und grabt mit Stöcken und Steinen nach versunkenen Schätzen, die sich dicht unter der Oberfläche befinden. Alles, was ihr findet, kann eine Bedeutung bekommen. Ein runder Stein ist ein Edelstein aus der Krone des Königs. Ein spitzer Stein die Speerspitze des tollkühnen Ritters. Ein Stück Holz ein Teil der Waffe eines Urmenschen. Es ist alles, was ihr darin sehen wollt.

## Tiere im Wald

Stellt euch vor, ihr wäret ein Tier aus dem Wald. Dabei kann man schleichen wie ein Fuchs, hoppeln wie ein Hase, schnüffeln wie ein Wildschwein oder elegant laufen wie ein Reh. In der ersten Runde kann jemand ein Tier vormachen, welches die anderen erraten sollen. Danach können alle ein und dasselbe Tier darstellen und als Gruppe auf „Futtersuche" durch den Wald ziehen. Wildschweine ziehen grunzend umher und wühlen dabei den Boden auf. Rehe laufen sehr achtsam, schauen sich oft um und suchen nach saftigen Gräsern und Blättern. Eine Füchsin mit ihren Jungen schleicht leise durch das Gebüsch, damit sie ihre Beute nicht aufschreckt. Sie muss sehr vorsichtig sein, denn jedes knackende Ästchen verrät, dass sie sich nähert. Und dann ist die Maus in ihrem Loch verschwunden.

## Ich sehe was, was du nicht siehst

Dieses altbekannte Kinderspiel macht im Wald besonders viel Spaß. Hier gibt es jede Menge zu entdecken, denn längst ist nicht alles nur grün.

## Eine Regenwanderung

Selbst wenn es regnet, muss nicht auf das geplante Waldbad verzichtet werden. Im Wald riecht es, wenn es feucht ist, besonders würzig. Auch das kann eine neue und tolle Erfahrung sein. Der Regen verändert vieles. Sein unaufhörliches Rauschen verdeckt viele andere Geräusche. Die meisten Vögel sind verstummt. Viele Tiere haben sich einen Unterschlupf gesucht. Der Wald wirkt anders als bei Sonnenlicht. Nehmt wahr, wie das Regenwasser von Blatt zu Blatt tropft. Schaut, wie es den Stamm der Bäume herunterläuft. Sucht nach Orten, wo ihr euch unterstellen könntet, wenn ihr ein Tier wärt. Sucht nach Stellen, wo der Regen in dicken Tropfen wie bei einer Dusche herabfällt. Beobachtet, wie sich das Wasser an tieferen Stellen sammelt und wie es einen abschüssigen Weg herabfließt. Reckt euer Gesicht dem Regen entgegen und versucht einen Tropfen mit der Zunge zu fangen. Watet durch Pfützen und lasst kleine Boote aus Blättern oder Rinde darauf fahren. Habt einfach Spaß. Wichtig ist, dass alle entsprechend wetterfest gekleidet sind. Schließlich soll niemand frieren und sich womöglich noch erkälten.



## Langsam Ralley

Wir gehen so langsam wie möglich und kommen trotzdem vorwärts. Wer am langsamsten ist, hat gewonnen.

## Wald-Domino

Alle suchen sich mehrere Naturgegenstände und stellen sich mit ihren Schätzen im Kreis auf. Zuerst werden zwei Zapfen nebeneinander auf den Boden gelegt. Wer zuerst dran ist, legt einen weiteren Zapfen und einen anderen Gegenstand daran, so dass eine Strecke entsteht. Ist der zweite Gegenstand ein Stein, werden als Nächstes ein Stein und ein anderes Teil angereiht. Es könnten auch zwei Steine sein. Wir arbeiten also nach dem Domino-Prinzip, was bedeutet, dass der erste Gegenstand immer gleich dem Letzten aus der Kette sein muss.

# Zielwerfen

Zeichne auf dem Waldboden einen Kreis. Alle bekommen die gleiche Anzahl von Eicheln, Zapfen oder Steinen. Wer trifft mit seinen Wurfgeschossen am häufigsten in das Ziel?

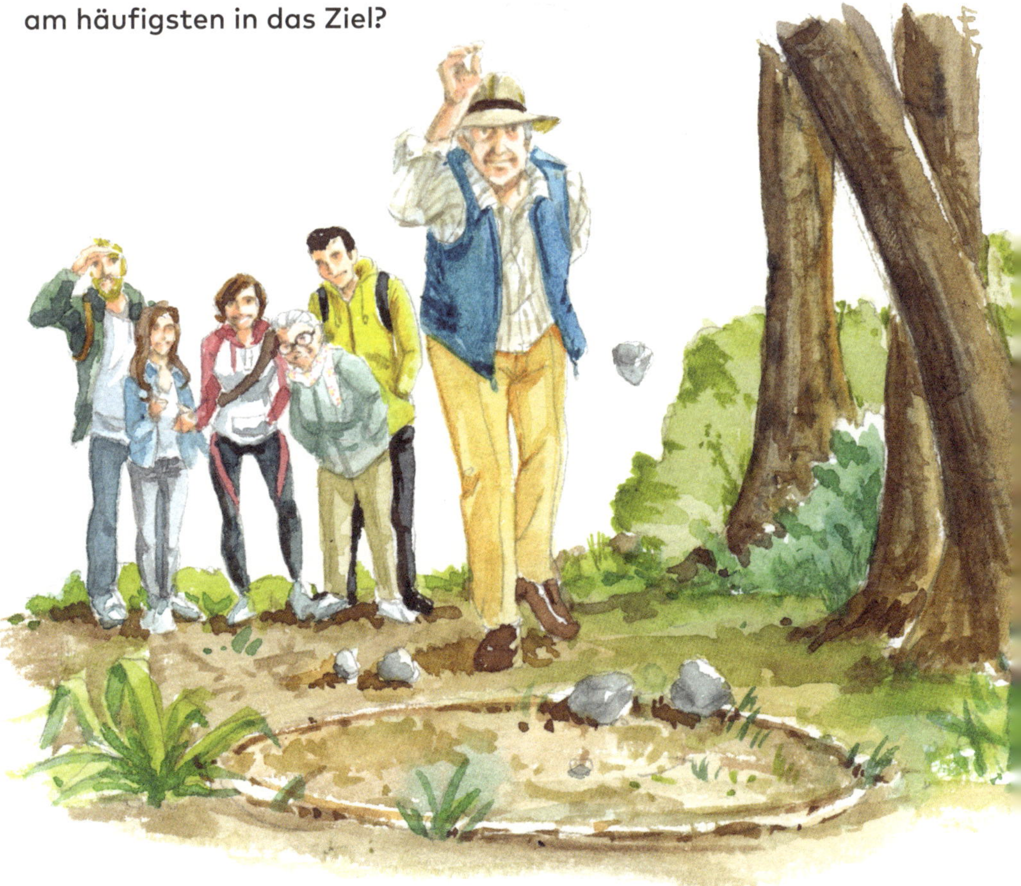

## Sei ein Baum

Alle dürfen sich vorstellen, der persönliche Lieblingsbaum zu sein. Zuerst wird diese Übung im Stillen gemacht, um sich darauf einzustimmen. Wer mag, kann sanft im Wind schwanken oder stillsitzen. Die Arme können Zweige sein, die sich hin und her wiegen oder sanft herabhängen. Nach einer Weile können die Lieblingsbäume den anderen vorgestellt werden.

## Vergessliche Eichhörnchen

Alle bekommen 10 Zapfen, Steine oder andere Naturmaterialien, die an der Stelle, wo ihr euch befindet, nicht besonders häufig vorkommen. Jedes Eichhörnchen versteckt nun seinen Wintervorrat an 10 unterschiedlichen Plätzen. Dann kommen alle zusammen und singen ein Lied oder spielen ein kleines Spiel. Danach macht sich jedes Eichhörnchen auf die Suche nach seinem Proviant. Wer findet alle 10 Teile wieder?



## Spurensuche

Teilt euch in zwei Gruppen auf. Gruppe A geht los und hinterlässt Zeichen, denen die andere Gruppe folgen soll. Das können beispielsweise Pfeile sein, die aus Stöcken zusammengelegt den Weg weisen. Auch Steine oder andere Naturmaterialien können erklären, wo es langgeht. Macht vorher eine Uhrzeit und einen Treffpunkt aus, falls das mit dem Spurenlesen doch nicht so gut klappt.

## Heißer Stein

Dazu sucht sich jeder zwei nicht allzu kurze und vor allem gerade Stöcke. Die werden nebeneinander so gehalten, dass man darauf einen runden Stein, einen Kiefernzapfen oder eine Eichel legen kann. Damit wird dann vorsichtig losgelaufen. Wer hat das ruhigste Händchen und kommt am weitesten mit seiner Fracht?

## Farben suchen

Du nennst eine Farbe und alle schwärmen aus, um etwas zu suchen, was dieser Vorgabe entspricht. Wer es zuerst gefunden hat, darf die nächste Farbe bestimmen.

## Wald-Detektive

Sammelt mindestens 15 verschiedene Materialien. Das können beispielsweise Blätter, Steinchen, Hölzchen, Blüten, Eicheln oder Zapfen sein. Sucht euch einen Platz, auf dem sie so verteilt werden, dass man sie gut betrachten kann. Stellt euch im Kreis herum auf und wendet den Sachen den Rücken zu. Nacheinander darf sich jeder umdrehen und ein Stück wegnehmen, welches er den anderen nicht zeigt. Hat jeder etwas aus der Sammlung entnommen, dürfen sich alle so hinstellen, dass sie die übrig gebliebenen Teile betrachten können. Wer kann sich erinnern, welche Sachen jetzt fehlen?

## Zahlen finden

Wir suchen bei unserem Spaziergang Dinge oder Materialien, die den Zahlen von 1 bis 9 entsprechen. Am Anfang können wir bei uns selbst beginnen. Jeder hat eine Nase und zwei Ohren. Die weiteren Zahlen müssen dann im Umfeld gefunden werden. Das Blatt eines Strauches, das 3 Finger hat. Ein Kleeblatt mit 4 Blättern. Eine Blume mit 5 Blütenblättern. Eine Ameise mit 6 Beinen. Es geht also nicht darum, eine gleiche Anzahl der Objekte zu finden, sondern etwas, was die Zahl an sich repräsentiert. Damit das nicht zu lange dauert, kann man nach einer gewissen Zeit auch aufgeben, denn es ist schwer, etwas für die Zahl 9 zu finden.

## Gegensätze finden

Sucht jeweils zwei Sachen, die für euch das Gegenteil verkörpern. Hart und weich, rund und eckig. Gebt euch dafür einen Zeitrahmen vor und zeigt danach, was ihr gefunden habt.

# ÜBUNGEN FÜR DIE NACHT

## Draußen schlafen

Wer die Erlaubnis des Försters oder des Waldbesitzers bekommt, sollte unbedingt mal eine Nacht im Freien schlafen. Ob in der Hängematte oder einfach nur im Schlafsack, das ist egal. Es wird auf alle Fälle ein besonderes Erlebnis werden. Die meisten Sternschnuppen gibt es übrigens im August.

## Fledermäuse beobachten

Wenn du spät abends in der Dämmerung noch unterwegs bist, dann schau am Waldrand mal etwas genauer hin. Diese flatternden Wesen mit den etwas abrupten Bewegungen sind keine Vögel, sondern Fledermäuse. Keine Sorge, es ist eine Gruselgeschichte, dass sie sich in den Haaren der Menschen verkrallen.



## Vollmond-Medition

Falls du in einer Vollmond-Nacht draußen bist, dann nimm dir die Zeit, um dich selbst zu stärken. Wann immer ein voller Mond am Himmel steht, sollten wir unsere Aufmerksamkeit auf uns lenken. Suche dir einen bequemen Platz. Du kannst dich dazu auch gern mit dem Rücken an einen Baum lehnen. Atme mehrmals tief ein und aus. Wenn du in deinen natürlichen Atemrhythmus zurückgekehrt bist, beantworte dir dann selbst folgende Fragen: Wofür schätze ich mich? Wofür lobe ich mich? Worauf kann ich stolz sein? Was ist einzigartig an mir? Was macht mich wertvoll? Was ist mein Beitrag in dieser Welt? Trage deine guten Eigenschaften, Fähigkeiten und Erfolge in Gedanken zusammen. Dir fällt nichts ein? Du bist mutig! Immerhin stehst du mitten in der Nacht im Wald.

# MEDITATIONS-GESCHICHTEN

## Die Regenbogenbrücke

Wenn eines unserer geliebten Haustiere stirbt, dann sagt man, dass es über die Regenbogenbrücke wandert. So ein Regenbogen ist ein wundersames Ding. Er besteht aus vielen Farben und verbindet die Erde mit dem Himmel. Auf der anderen Seite dieser Brücke, die man als Mensch nicht einfach beschreiten kann, liegt ein Land, das einen zauberhaften Anblick bietet. Hier gibt es klare Seen, verspielte Flüsschen, sanfte Hügel und saftiges Gras. Und Blumen, sage ich, wundervolle Blumen. Wie sie duften und wie schön sie aussehen! Es ist eine wah-



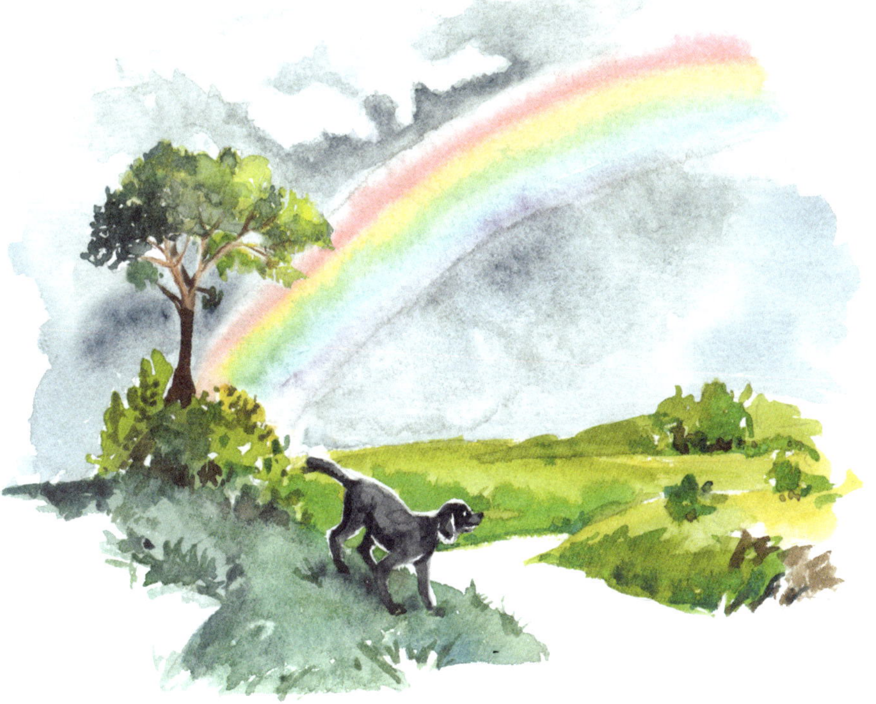

re Freude, sie anzusehen. Alle Tiere, die auf dieser Seite des Regenbogens ankommen, werden wieder gesund und jung. Sie haben keine Sorgen und immer genug Futter. So können sie den ganzen Tag spielen und fröhlich sein. Allerdings vermissen sie ihre geliebten Menschen schon etwas. Denn das schönste Leben ist ohne vertraute Freunde nur halb so schön. Zu Fuß kannst du dich nicht aufmachen, um sie zu besuchen. Aber in deiner Phantasie wirst du den Weg finden. Mache es dir ganz bequem und schließe, wenn du es noch nicht getan hast, die Augen. Stelle dir vor, du stehst am Fuße des Regenbogens. Vorsichtig machst du einen Schritt auf die wunderbunte Brücke. Tatsächlich, sie hält! Nun setzt du einen Fuß vor den anderen. Zunächst etwas zögerlich, dann immer mutiger. Ganz oben auf dem Bogen angekommen, kannst du das wunderbare Land auf der anderen Seite entdecken. Sieh doch, wie schön es ist. Während du langsam hinabsteigst, lässt du deinen Blick wandern. Und tatsächlich kommt da jemand ganz schnell angelaufen. Erkennst du deinen tierischen Freund? Siehst du, wie sich dein Liebling freut? Jetzt könnt ihr euch umarmen und miteinander spielen. Irgendwann ist es Zeit für dich, wieder nach Hause zu gehen. Verabschiede dich. Aber ihr braucht beide nicht traurig zu sein. Du kennst ja jetzt den Weg über die Regenbogenbrücke und kannst deinen tierischen Freund immer wieder besuchen. Mache dich also frohen Mutes auf den Rückweg. Und wenn du im Hier und Jetzt angekommen bist, dann kannst du noch eine Gedankenbotschaft an das Land auf der anderen Seite des Regenbogens schicken. Dieser Weg steht dir zu jeder Zeit offen, denn er ist fest in deinem Herzen aufgezeichnet.

## Wanderung zu einem besonderen Baum

Stelle dir vor, du läufst langsam durch den Wald. Deine Füße folgen einem schmalen Waldweg, der sich durch lichtes Grün schlängelt. Der Boden unter ihnen ist weich und überall duftet es nach frischem Grün. Während du absichtslos durch die Natur streifst, fällt dein Blick auf eine Abzweigung des Weges, der einem Hügel entgegenstrebt. Du beschließt diesem Pfad zu folgen. Er windet sich in sanften Kurven nach oben und führt dich auf eine kleine Waldlichtung. Genau dir gegenüber steht ein uralter, knorriger und doch prachtvoller Baum. Er ist viel größer als alle anderen, die um ihn herum stehen. Er strahlt Würde und Weisheit aus. Wäre er ein Mensch, würdest du ihn unbedingt kennenlernen wollen. Während du ihn staunend betrachtest, hast du das Gefühl, als würde er dich rufen. Langsam gehst du auf ihn zu. Du nimmst immer mehr Einzelheiten an ihm wahr. Du erkennst, wie sich seine dicken Wurzeln durch den steinigen Boden in die Erde schlängeln. Die Äste sind kräftig und reichen fast bis zum Gras der Lichtung herab. Sie bilden ein Zelt, das Schutz und Sicherheit verspricht. Du kommst immer näher und erreichst ihn mit freudiger Erwartung. Seine Blätter bewegen sich im sanften Wind und heißen dich willkommen. Du legst deine Hand an seinen Stamm und spürst die raue Sanftheit seiner Rinde. Weil sich das so gut anfühlt, legst du deine Stirn an seinen Stamm. Etwas, was wie „Willkommen" klingt, kommt dir in den Sinn. Du fühlst dich angenommen und verstanden. Weil das so guttut, umarmst du den Baum und schmiegst dich ganz eng an ihn. Spüre, wie du eins wirst mit dem Baum und wie er dir seine Kraft schenkt. Neue Energie und grenzenlose Zuversicht durchfließen dich. Es ist ein wunderbares Gefühl, welches dich durchströmt. Nach einer Weile spürst du, wie es langsam nachlässt. Du weißt, dass es jetzt Zeit ist, zurückzukehren. Doch ehe dich ein Bedauern erreicht, wird dir klar: Du kannst jederzeit zurückkommen und dir neue Kraft holen. Zum Abschied legst du deine Wange an die Rinde des Baumes. Dann löst du dich ohne Zögern und gehst mit einem Glücksgefühl im Herzen deines Weges.

## Spaziergang zum Waldsee

Stelle dir vor, du gehst einen schmalen, gewundenen Waldweg entlang. Das Licht der Sonne scheint sanft durch die Blätter der großen Bäume, unter denen du schlenderst. Der

Waldboden unter deinen Füßen ist weich und verschluckt das Geräusch deiner Schritte. Irgendwo zwitschert ein Vogel sein freundliches Lied. Dir wird ganz froh zu mute. Die Luft ist erfüllt von einem weichen Duft aus Holz, Erde und Blüten. Sie hüllt dich ein und streichelt dich. Schritt für Schritt gehst du weiter und merkst, dass sich der Geruch des Waldes ändert. Es riecht feuchter, irgendwie nach Wasser. Du hast dich nicht geirrt, denn als du um die nächste Biegung des Weges kommst, siehst du einen kleinen Waldsee vor dir liegen. Seine Oberfläche ist spiegelglatt und reflektiert die Wolken des Himmels. Die Weiden am Ufer lassen ihre Zweige bis in sein Wasser hängen, so als wollten sie ihre Blätter baden. Du betrittst das Ufer, das sanft zum See abfällt. Im Sand kannst du Tierspuren entdecken. Sicher kommen die Bewohner des Waldes hierher, um zu trinken. Du schaust in das klare Wasser und entdeckst kleine Fischlein, die spielend um die Steine schwimmen. Plötzlich verschwinden sie alle und suchen unter den Weidenzweigen Schutz. Aus dem Schilf am gegenüberliegenden Ufer tritt majestätisch ein Silberreiher. Er schaut dich mit schief geneigtem Kopf an, als wolle er dich fragen, woher du denn kommst. Nach einer Weile breitet er seine herrlichen Flügel aus und erhebt sich in die Lüfte. Wie zum Abschied zieht er noch einen Kreis über dem Waldsee, bevor er verschwindet. Die kleinen Fischlein kommen wieder hervor und beginnen ihr Spiel erneut. Du schaust ihnen eine Weile zu und erfreust dich an ihren flinken und doch eleganten Bewegungen. Dann merkst du, dass es Zeit wird, zurückzukehren. Du nimmst zum Abschied noch einen tiefen Atemzug von der würzigen Luft, die den See umgibt, und wendest dich dem Wald zu. Der schmale, gewundene Pfad bringt dich zurück ins Hier und Jetzt. Aber du kannst jederzeit herkommen und den Silberreiher besuchen.

## Am kleinen Waldbach

Schlendere langsam den breiten Sandweg entlang. Die Bäume ringsum lassen genug Sonnenlicht durch, dass du eine angenehme Wärme auf der Haut spürst. Auch der Sand unter deinen nackten Füssen ist warm. Deine Zehen bohren sich voller Vergnügen während des Gehens hinein. Du kommst um eine Biegung des Weges und siehst eine kleine Brücke aus Holz vor dir. Sie überspannt einen kleinen Bach. Langsam gehst du zu ihr hin. Ihr Holz ist grau und rissig, als wäre es uralt. Trotzdem sieht die Brücke aus, als würde sie noch in einhundert Jahren stehen. Während du näher kommst, entdeckst du, dass neben ihr am Ufer ein umgestürzter Baumstamm liegt. Sicher war das einmal eine alte Weide, die der Sturm gefällt hat. Nun bekam sie wohl eine neue Aufgabe, denn sie liegt da, als wäre sie eine Bank, die auf Besucher wartet. Du änderst deine Richtung, um dich darauf zu setzen. Seine Rinde ist rau, aber auch warm. Sie fühlt sich angenehm unter deinen Händen an, als du auf ihr Platz nimmst. Dein Blick fällt auf das Wasser, welches munter vor sich hin plätschert. Es hüpft und springt über zahlreiche Steine, bildet Wirbel und glitzert im Sonnenlicht. Du kannst bis auf den Grund des Baches sehen und entdeckst zahlreiche bunte, glatt geschliffene Steine. Keiner gleicht dem anderen und du erfreust dich an ihrer Vielzahl und den unterschiedlichen Größen und Formen. Manche sind kugelrund. Andere erinnern an flache Pfannkuchen und einige haben das Aussehen von länglichen Früchten. Und über alle fließt das Wasser, als wollte es sie streicheln. Wie du den Wellen so zuschaust, bemerkst du eine Bewegung am Ufer. Geschmeidig und elegant kommt ein Otter seines Weges. Du bist ganz still und staunst über sein glänzendes Fell. Er hält inne, setzt sich hin und schaut dich an. Dabei hält er den Kopf schief, als wolle er schauen, was du für ein Wesen bist. Wahrscheinlich ist er mit deinem Anblick zufrieden, denn er setzt seinen Weg ohne Hast fort und verschwindet hinter der nächsten Biegung des Baches. Das Wasser fließt weiter, als wäre er niemals hier entlang gekommen. Aber du wirst diese Begegnung ewig in deinem Herzen tragen. Weil du spürst, dass es Zeit wird, nach Hause zu gehen, stehst du von deinem Baumstamm auf. Du wirfst einen letzten Blick auf Bach und Brücke und wendest dich dem Weg zu. Mit frohem Herzen folgst du seiner Spur ins Hier und Jetzt.

# Achte auf deine Erinnerungen.

Du kannst sie nicht wieder erleben.

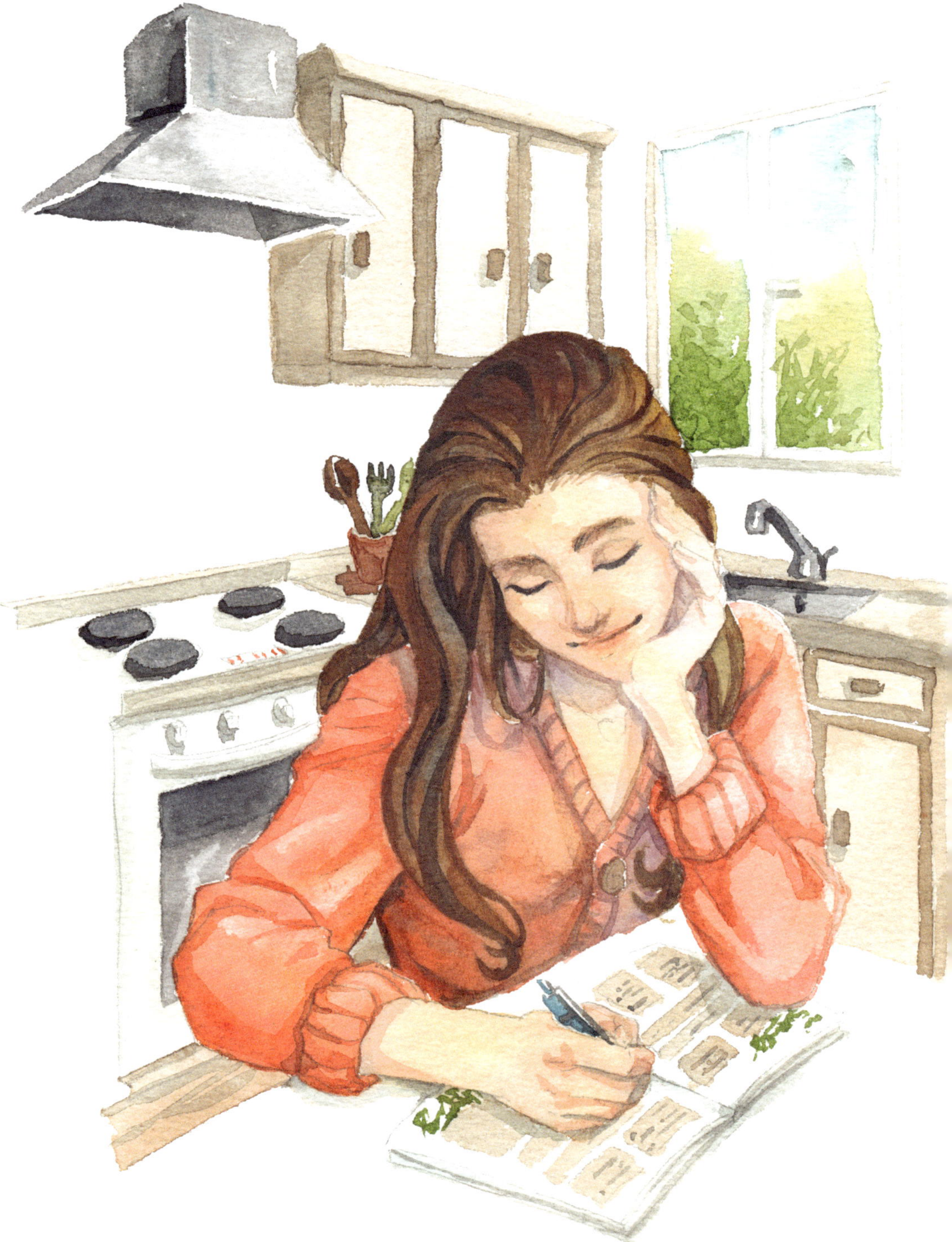

# MACH AUS DIESEM BUCH EIN GANZ BESONDERES WERK UND VERVOLLSTÄN-DIGE ES MIT DEINEN PERSÖNLICHEN ERINNERUNGEN

Jeder noch so schöne Tag und jedes noch so aufregende Abenteuer geht einmal zu Ende. Was bleibt, sind die Erinnerungen. Damit du dir jederzeit dein ganz persönliches Waldbadeerlebnis ins Gedächtnis rufen kannst, haben wir dir in diesem Buch Platz für eigene Eintragungen geschaffen. Vervollständige dieses Buch nach eigenem Ermessen und gib ihm eine individuelle Note. Hier kannst du deine Eindrücke festhalten, Fotos einkleben oder eigene Gedanken verewigen. Wann immer du diese Seiten durchblätterst, werden sie dich in die Zeit zurückversetzen, in der du voller Neugier und Entdeckergeist durch den Wald gestreift bist. Damit kannst du dir ein Stück der Entspannung in deinen Alltag holen. Durch deine persönlichen Anmerkungen schaffst du dir ein tolles Andenken und wirst noch lange von deinem Waldbad zehren können.

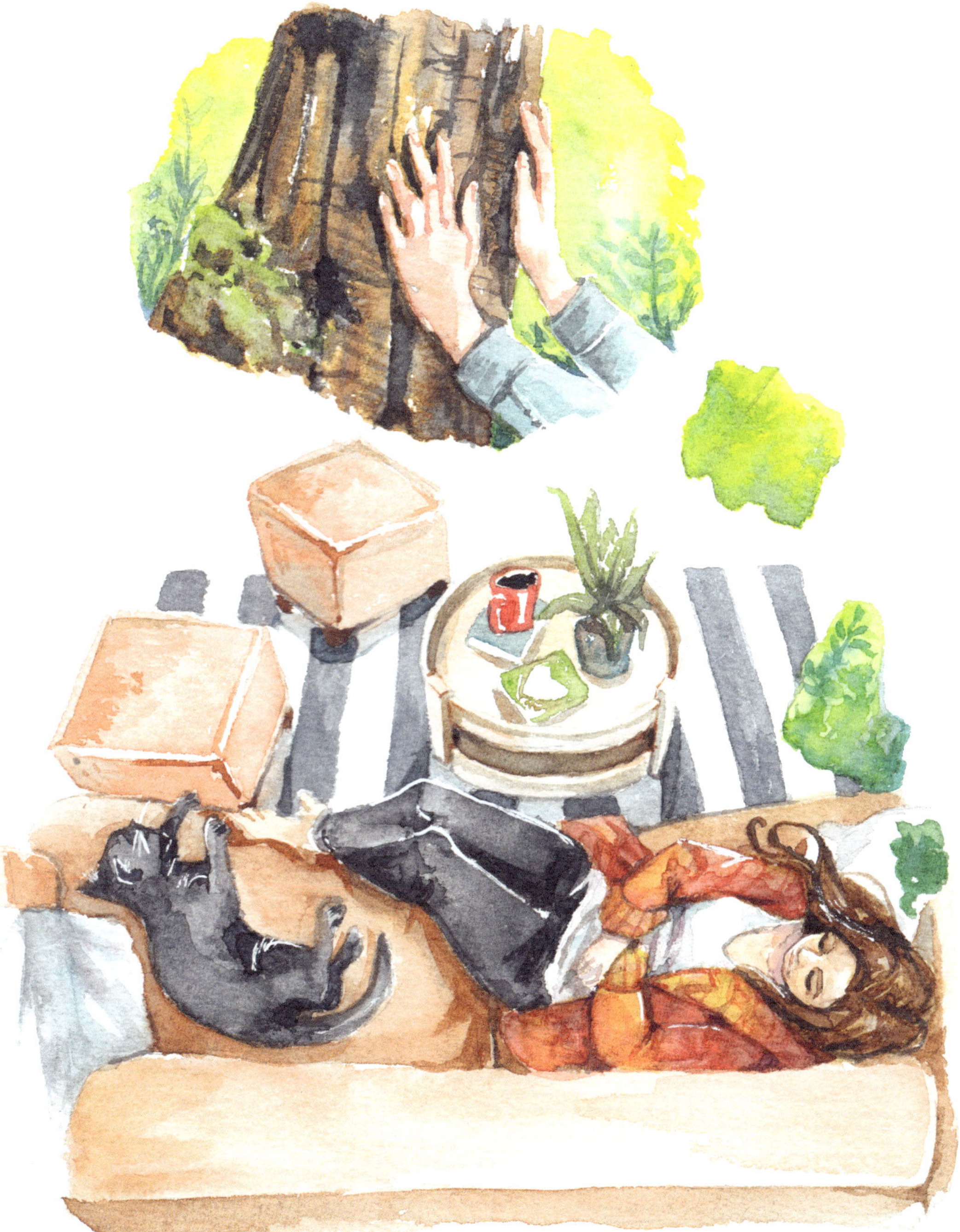

# WALDKALENDER
## Frühling

Trage das Datum ein. Erzähle z. B. vom Wetter und deinen Beobachtungen beim Waldbad

ERLEBNISTAGEBUCH

Klebe hier dein Foto aus der Jahreszeit Frühling ein

**Diese Übung findest du auf Seite 97.**

# WALDKALENDER

## Sommer

Trage das Datum ein. Erzähle z. B. vom Wetter und deinen Beobachtungen beim Waldbad

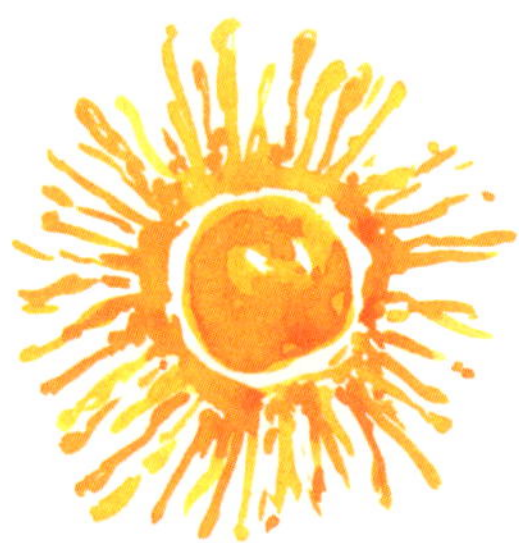

Klebe hier dein Foto aus der Jahreszeit Sommer ein



**Diese Übung findest du auf Seite 97.**

# WALDKALENDER

## Herbst

Trage das Datum ein. Erzähle z. B. vom Wetter und deinen Beobachtungen beim Waldbad

Klebe hier dein Foto aus der Jahreszeit Herbst ein

Diese Übung findest du auf Seite 97.

# WALDKALENDER
## Winter

Trage das Datum ein. Erzähle
z.B. vom Wetter und deinen
Beobachtungen beim Waldbad

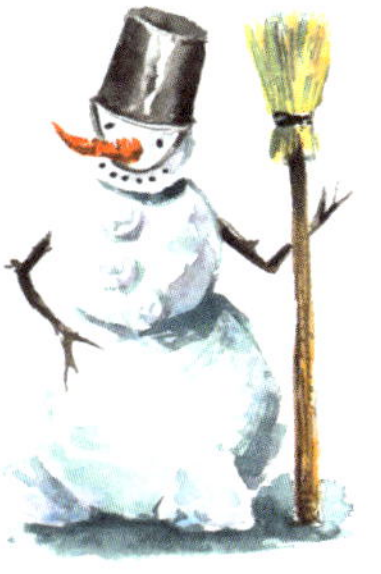



Klebe hier dein Foto aus
der Jahreszeit Winter ein

**Diese Übung findest du auf Seite 97.**

# Lieblings BAUM

Mein Lieblingsbaum ist ...

Ich mag ihn, weil ...

Seine Blätter und
sein Stamm ...

Wenn er ein Mensch wäre, dann wäre er mein Freund und ich würde ihm Folgendes erzählen ...



Er erinnert mich an ...

Platz, um ein getrocknetes
Blatt des Baumes einzukleben

# Brief an einen BAUM

ERLEBNISTAGEBUCH

Diese Übung findest du auf Seite 98.

# Lieblings WEG

Erzähle, von wo bis wo dein Lieblingsweg führt und wie lange er ungefähr ist ...

So viel Zeit benötige ich, wenn ich schnell gehe ...

So viel Zeit benötige ich, wenn ich achtsam gehe ...



Das Schönste im Frühling, Sommer, Herbst, Winter ist ...

Einmal war ich bei Regen, Sturm, im Dunklen unterwegs, da ...

# Lieblings PLATZ

Wo ist er?

Was wächst da?

Warum mag ich diesen Ort?

Ich fühle mich hier ...

Klebe hier ein Foto von deinem Lieblingsplatz ein

Datum, Ort

# Natur JOURNAL

Wie ist das Wetter?

Wie fühlst du dich?

Wo gehst du hin? Wie ist der Weg?



**1** Beschreibe, was du gehört hast (1 Wort) …

**2** Beschreibe, was du gesehen hast (2 Worte) …

**3** Beschreibe, wie du dich jetzt fühlst (3 Worte) …

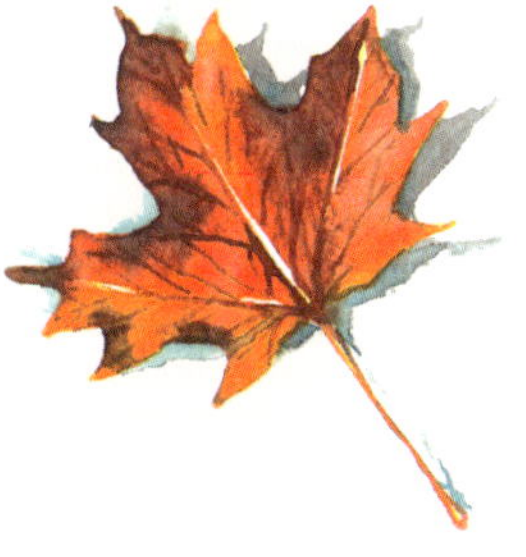

Weitere Notizen und Skizzen oder
eingeklebte Blätter und Blüten ...

# Mein WALDBAD

An welchem Tag bist du zum Waldbaden gegangen? Datum, Wochentag, Jahreszeit …

Wer war alles bei dem Waldbad mit dabei? Hast du auch Freunde mitgenommen? Warst du alleine unterwegs?

Wie war das Wetter? Hat die Sonne geschienen oder lag alles voller Schnee?



Klebe hier ein Foto von deinem Walderlebnis ein

Diesen Weg wolltest du eigentlich gehen. Zeichne den Weg auf.

Aber diesen Weg bist du dann tatsächlich gegangen. Zeichne den Weg auf.

Was hattest du alles mit dabei? Stöbere in deinem Rucksack!



Hast du Spuren entdeckt? Vielleicht von Tieren? Zeichne sie auf oder beschreibe sie.

Oder hast du vielleicht die Tiere selbst auch gesehen? Erzähle!

Hast du vielleicht irgendwelche Vogelfedern gefunden? Oder schöne Blätter von Bäumen mitgenommen? Klebe sie hier ein.



Was hast du noch alles im Wald gefunden?

Hast du aus den Dingen, die du gefunden hast, vielleicht etwas gebastelt?

Du hast bestimmt ein Picknick gemacht und dich gestärkt. Was gab es Leckeres zu essen und zu trinken?

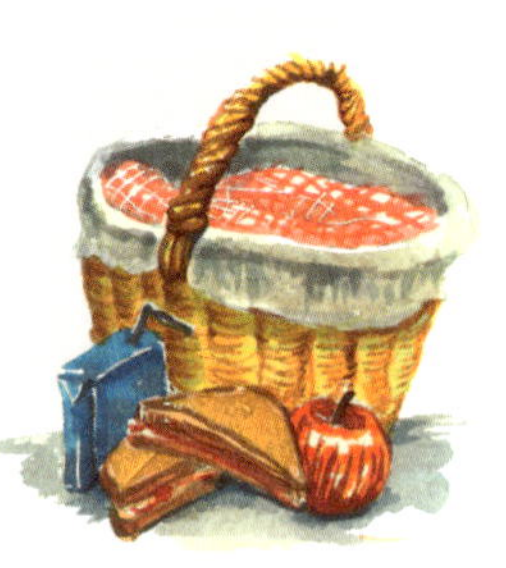

Hast du irgendwelche Übungen aus dem zweiten Teil des Buches im Wald gemacht? Erzähle hier davon.

Welche Aufgabe hat dir am besten gefallen und warum?

Welche Aufgabe war die größte Herausforderung?



Gibt es etwas, das dir gar nicht gefallen hat?

Was war das Schönste am heutigen Walderlebnis?

Hier ist jede Menge Platz für viele weitere Gedanken, Skizzen, Notizen und für Dinge, die du noch einkleben möchtest.

*Wow* **DAS WAR EIN TOLLES WALDERLEBNIS!**

# Mein WALDBAD

An welchem Tag bist du zum Waldbaden gegangen? Datum, Wochentag, Jahreszeit ...

Wer war alles bei dem Waldbad mit dabei? Hast du auch Freunde mitgenommen? Warst du alleine unterwegs?

Wie war das Wetter? Hat die Sonne geschienen oder lag alles voller Schnee?



Klebe hier ein Foto von deinem Walderlebnis ein

Diesen Weg wolltest du eigentlich gehen. Zeichne den Weg auf.

Aber diesen Weg bist du dann tatsächlich gegangen. Zeichne den Weg auf.

Was hattest du alles mit dabei? Stöbere in deinem Rucksack!

Hast du Spuren entdeckt? Vielleicht von Tieren? Zeichne sie auf oder beschreibe sie.

Oder hast du vielleicht die Tiere selbst auch gesehen? Erzähle!

Hast du vielleicht irgendwelche Vogelfedern gefunden? Oder schöne Blätter von Bäumen mitgenommen? Klebe sie hier ein.



Was hast du noch alles im Wald gefunden?

Hast du aus den Dingen, die du gefunden hast, vielleicht etwas gebastelt?

Du hast bestimmt ein Picknick gemacht und dich gestärkt. Was gab es Leckeres zu essen und zu trinken?

Hast du irgendwelche Aufgaben aus dem zweiten Teil des Buches im Wald gemacht? Erzähle hier davon.

Welche Aufgabe hat dir am besten gefallen und warum?

Welche Aufgabe war die größte Herausforderung?



Gibt es etwas, das dir gar nicht gefallen hat?

Was war das Schönste am heutigen Walderlebnis?

Hier ist jede Menge Platz für viele weitere Gedanken, Skizzen,
Notizen und für Dinge, die du noch einkleben möchtest.



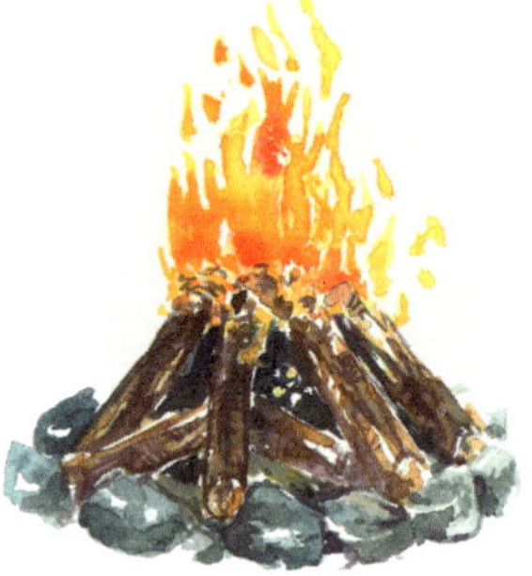

*Wow* **DAS WAR EIN TOLLES WALDERLEBNIS!**

## ÜBER DIE AUTORINNEN

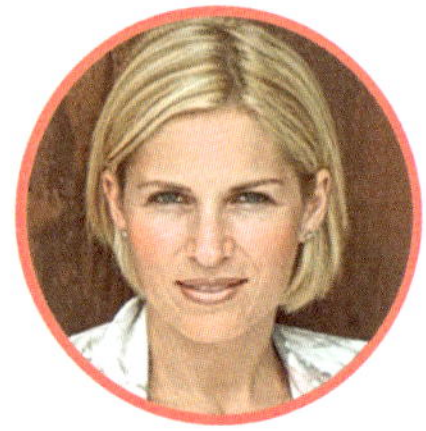

**Jasmin Schlimm-Thierjung** ist systemischer Life-Coach, Therapeutin, staatlich anerkannte Jugend- und Heimerzieherin, Supervisorin, Betriebswirtin für Gesundheit und Sozialwesen sowie Mentaltrainerin. Mit ihrem breiten Wissen unterrichtet sie als Dozentin an verschiedenen Akademien sowie an ihrer eigenen Akademie für Waldbaden und Gesundheit. Die gebürtige Pfälzerin lebt mit ihrer Patchworkfamilie in Landau. Ihre eigene bewegte Geschichte hat sie zur Arbeit in der Natur geführt, damit Paare, Familien und Einzelpersonen das Leben glücklicher und harmonischer erleben.

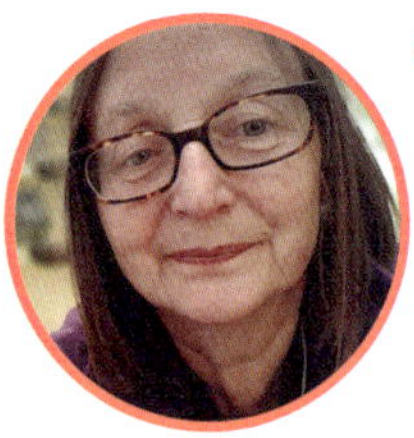

**Cornelia Wriedt** ist Qigong-Lehrerin, Kursleiterin für Waldbaden und Autorin. Sie hat mehrere Sachbücher und Romane verfasst. Mit dem Waldbaden schafft sie sich wertvolle Zeit, um Energie zu tanken und neue Ideen zu sammeln.

## ÜBER DIE DEUTSCHE AKADEMIE FÜR WALDBADEN UND GESUNDHEIT

deutsche akademie für waldbaden & gesundheit

Die deutsche Akademie für Waldbaden wurde von Annette Bernjus und Jasmin Schlimm-Thierjung 2018 gegründet, um die Ausbildung der teilnehmenden Kursleiter/-innen auf ein hohes und einheitliches Niveau zu heben. Ein Jahr später ging die Akademie auf Jasmin Schlimm-Thierjung über, wurde um den ganzheitlichen Ausbildungsbereich Gesundheit erweitert und bekam das Qualitätssiegel für Aus- und Weiterbildung. Die Konzepte sind nach dem Leitfaden des Präventionsgesetzes gemäß Paragraph 20 Absatz 2 im SGB 5 der Krankenkasse anerkannt.

# ÜBER LIPPLERBOOKZ

Lipplerbookz, das sind Anja Lippler und Kai-Uwe Lippler. Wir lieben Bücher! Wir lesen gerne und bewusst auf Papier und halten Bücher gerne in der Hand. 2019 haben wir uns dazu entschlossen, unserer Berufung für Gedrucktes mit der Gründung unseres Buchverlages zu folgen.

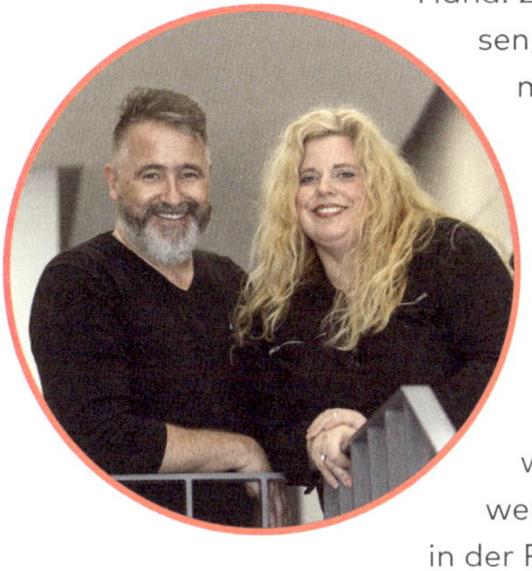

Mit unseren Büchern erreichen wir auch junge Generationen und legen dabei Wert auf eine optisch hochwertige, zeitgemäße Gestaltung sowie eine haptische und wertvolle Umsetzung. Lipplerbookz werden mit viel Liebe und Leidenschaft in der Pfalz für deine Region erdacht, gestaltet und produziert – nachhaltig mit Papier aus verantwortungsbewussten Quellen und klimaneutralem Druck. Bücher sind beständig und deshalb tragen wir mit ganzem Herzen dazu bei, dass es auch eine Zukunft für Bücher gibt.

Inhaltlich sind unsere Bücher bei den Themen Achtsamkeit, Regionalität und Unternehmertum angesiedelt. Unsere nach und nach wachsende Buchkollektion findest du immer auf unserer Webseite www.lipplerbookz.de oder beim Buchhändler deines Vertrauens.

Anja & Kai-Uwe Lippler

# WERDEN SIE KURSLEITER!

Sie haben erfahren, dass die Ruhe und Unaufgeregtheit der Natur sich im Wald gut genießen lässt, und möchten Menschen in den Wald und die Natur begleiten? Profitieren Sie von unseren langjährigen Erfahrungen im Bereich Waldbaden, Resilienz und Achtsamkeit. Nehmen Sie an unseren Ausbildungen teil und werden Sie selbst Kursleiter. Tausende zufriedene Teilnehmer haben bereits eine Ausbildung bei der Deutschen Akademie für Waldbaden und Gesundheit absolviert.

Wir bieten folgende Kurse, Seminare, Reisen und Ausbildungen an:

- Kursleiter für Waldbaden – Achtsamkeit im Wald
- Inhouse-Schulung/Angebote u. a. für Firmen, Hotels, Schulen und Kindergärten, Touristikzentren, Reha-Einrichtungen & Kliniken
- Natur-Resilienz-Trainer
- Medizinischer Kinder- und Jugendtrainer/Erwachsenen-Trainer für Naturgestützte Entwicklungsförderung
- Ausbildung Natur- & Achtsamkeitstrainer; Natur-Entspannungstrainer
- Workshop Outdoor-Küche, Erlebniskochen für Paare und Familien
- Seminare für Paare und Einzelpersonen sowie Familien-, Organisations- & Strukturstellen
- Mentaltraining mit dem Weg des Bogens, Mentaltraining mit Golf
- „Meine Visions-Zielsuche" im Kloster Esthal, Biografiearbeit im Kloster
- Zurück zu MIR selbst – Selbstfindungsseminare
- Aufbaumodul „Waldbaden im Winter in Lappland" – „Mystisches Waldbaden" in Schottland
- Kurs- und Seminarleiter Indoor/Outdoor, Ausbildung zum Natur-Coach
- Indian Balance Instructor für Erwachsene und Kinder
- Sicherheitstraining zum Erkennen von Gefahren im Wald
- Kräuterkurs und Waldbadenextrem sowie andere Naturerlebnisse

Wenn Sie Fragen zu unseren Ausbildungen oder Seminaren haben, oder sich entschieden haben, mit uns zu Reisen, dann besuchen Sie unsere Website www.waldbaden-akademie.com oder kontaktieren Sie uns unter info@waldbaden-akademie.com.
Waldbaden live erleben können Sie bei uns! Professionell ausgebildete Kursleiter finden Sie europaweit in unserem Netzwerk unter: www.netzwerk-waldbaden.com

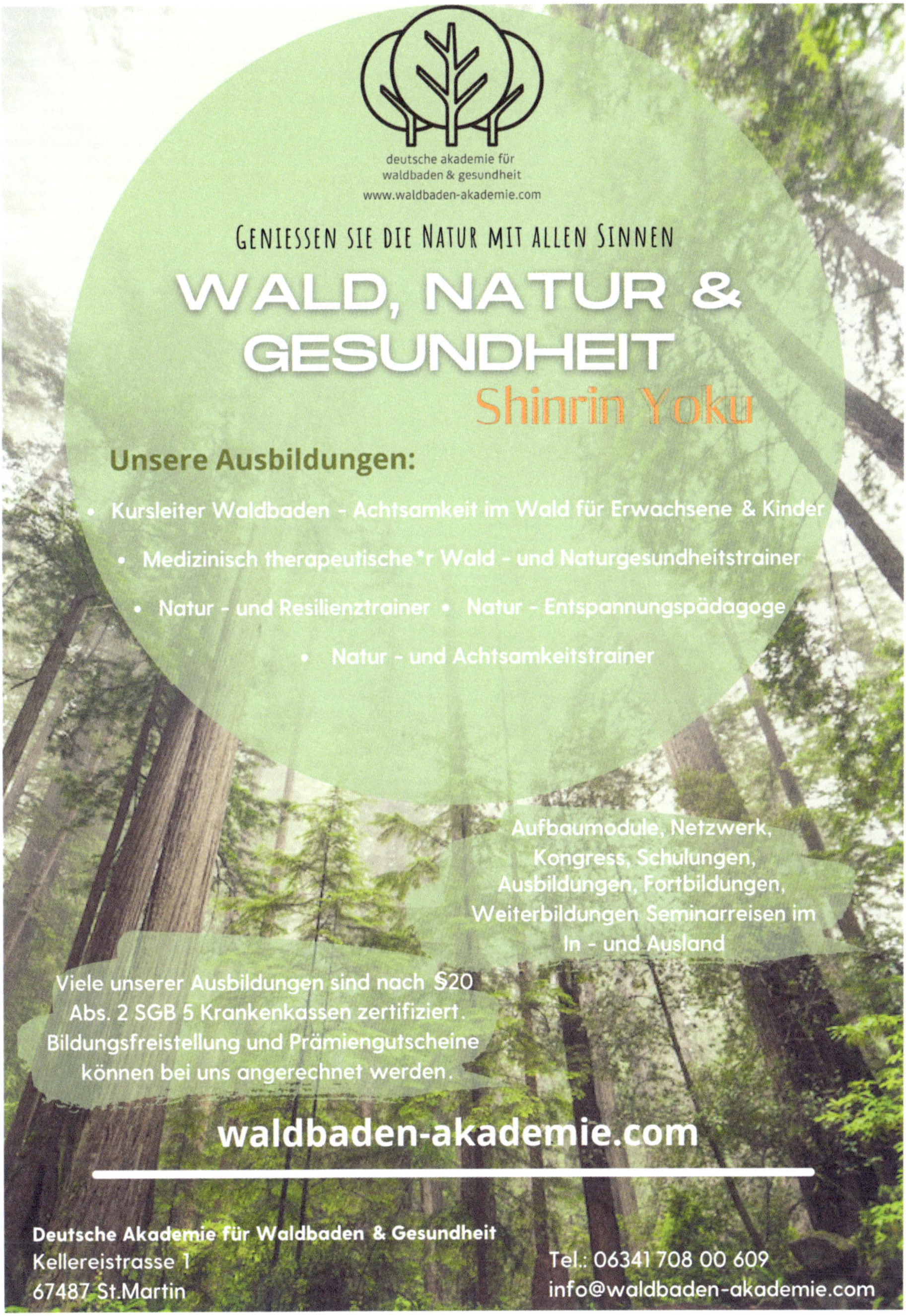
deutsche akademie für
waldbaden & gesundheit
www.waldbaden-akademie.com
GENIESSEN SIE DIE NATUR MIT ALLEN SINNEN
WALD, NATUR &
GESUNDHEIT
Shinrin Yoku
Unsere Ausbildungen:
• Kursleiter Waldbaden - Achtsamkeit im Wald für Erwachsene & Kinder
• Medizinisch therapeutische*r Wald - und Naturgesundheitstrainer
• Natur - und Resilienztrainer • Natur - Entspannungspädagoge
• Natur - und Achtsamkeitstrainer
Aufbaumodule, Netzwerk,
Kongress, Schulungen,
Ausbildungen, Fortbildungen,
Weiterbildungen Seminarreisen im
In - und Ausland
Viele unserer Ausbildungen sind nach §20
Abs. 2 SGB 5 Krankenkassen zertifiziert.
Bildungsfreistellung und Prämiengutscheine
können bei uns angerechnet werden.
waldbaden-akademie.com
Deutsche Akademie für Waldbaden & Gesundheit
Kellereistrasse 1
67487 St.Martin
Tel.: 06341 708 00 609
info@waldbaden-akademie.com

Auch erhältlich:

# Waldbaden-Starter-Kit für die ganze Familie

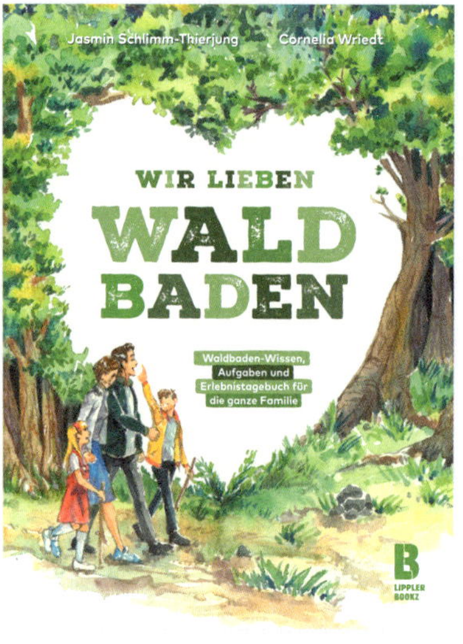


**Wir lieben Waldbaden für Familien**

Waldbaden-Wissen, Aufgaben und Erlebnistagebuch für die ganze Familie

Jasmin Schlimm-Thierjung
Cornelia Wriedt

160 Seiten · 16 × 21 cm
ISBN 978-3-948880-00-2
22,99 Euro

---

**Wir lieben Waldbaden-Übungskarten für Familien**

45 Übungen am Karabiner zum Auffächern

Jasmin Schlimm-Thierjung

45 Karten · 8 × 12 cm
ISBN 978-3-948880-04-0
19,99 Euro

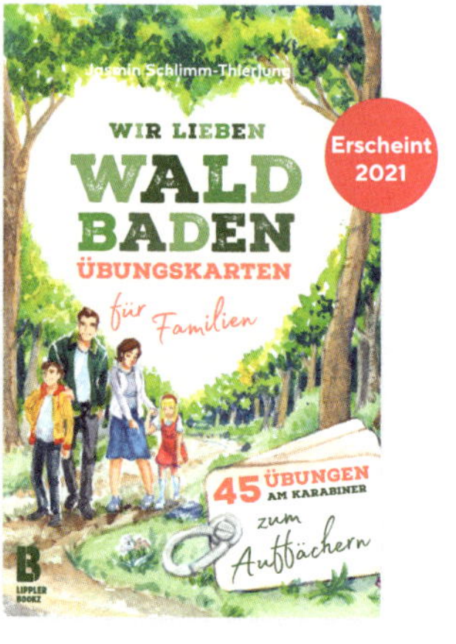


---

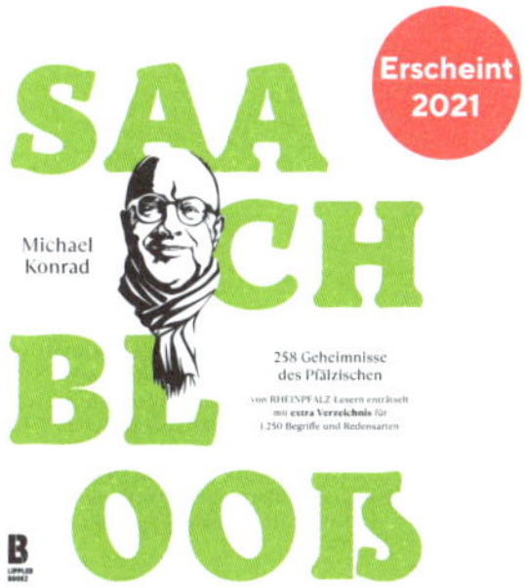


## Saach blooß

Geheimnisse des Pfälzischen

Michael Konrad

572 Seiten · 20 × 24 cm
ISBN 978-3-948880-05-7
39,90 Euro

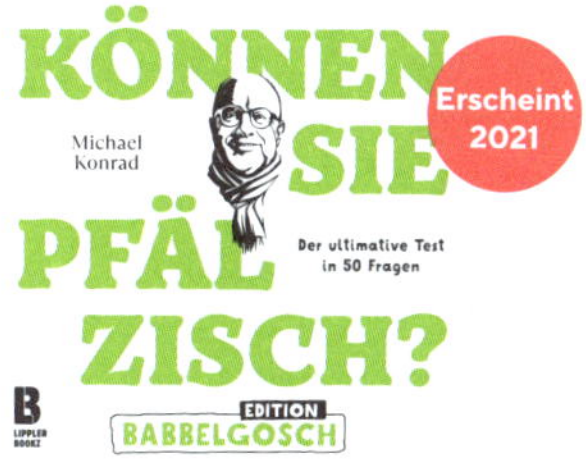


## Können Sie Pfälzisch?

Edition Babbelgosch

Michael Konrad

120 Seiten · 12 × 12 cm
ISBN 978-3-948880-06-4
12,80 Euro

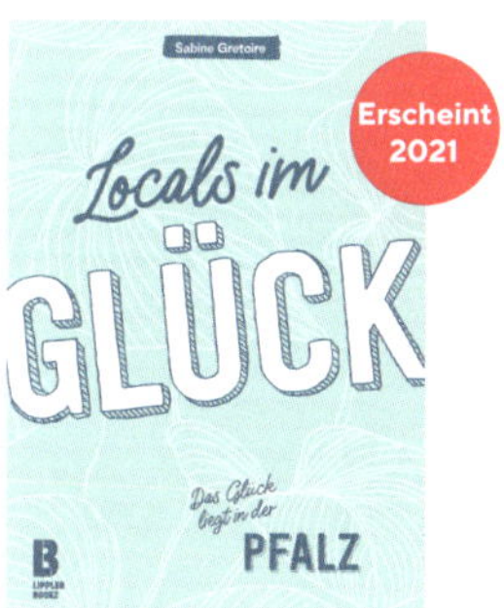


## Locals im Glück

Das Glück liegt in der Pfalz

Sabine Gretoire

220 Seiten · 14 × 20,5 cm
ISBN 978-3-948880-02-6
19,99 Euro

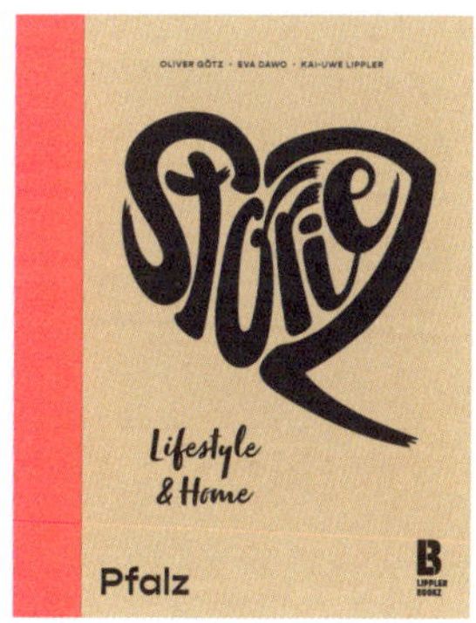


## Storiez Lifestyle & Home

Pfalz

Eva Dawo · Oliver Götz

192 Seiten · 21 × 26 cm
ISBN 978-3-948880-01-9
29,70 Euro

# IMPRESSUM

LIPPLER BOOKZ

Lipplerbookz Buchverlag GbR
Kai-Uwe & Anja Lippler
Friedensstraße 40
76855 Annweiler
Telefon 06346 9039689
hallo@lipplerbookz.de

Besuchen Sie uns digital:
www.lipplerbookz.de

Facebook: @lipplerbookz.de
Instagram: @lipplerbookz



Printed in Germany

ISBN 978-3-948880-03-3

**Autorinnen**

Jasmin Schlimm-Thierjung
Cornelia Wriedt

**Projektleitung**

Stefan Hitschler, Rhodt unter Rietburg

**Konzeption, Layout, Satz, Gestaltung, Produktion und Projektmanagement**

Kaisers Ideenreich
Traminerweg 7
76835 Rhodt unter Rietburg
www.kaisers-ideenreich.de

**Illustrationen**

Diana Lazaru, Mannheim

**Korrektorat**

Andreas Lenz, Heidelberg

**Schriften**

FF Mark von FontFont
Nexa Rust von Fontfabric
Madelyn von Fontfabric

**Papiere**

Peydur lissé 135 g (Umschlag)
Surbalin glatt 115 g (Vor- und Nachsatz)
Maxioffset 140 g (Inhalt)

**Druck und Verarbeitung**

NINO Druck GmbH,
Neustadt an der Weinstraße

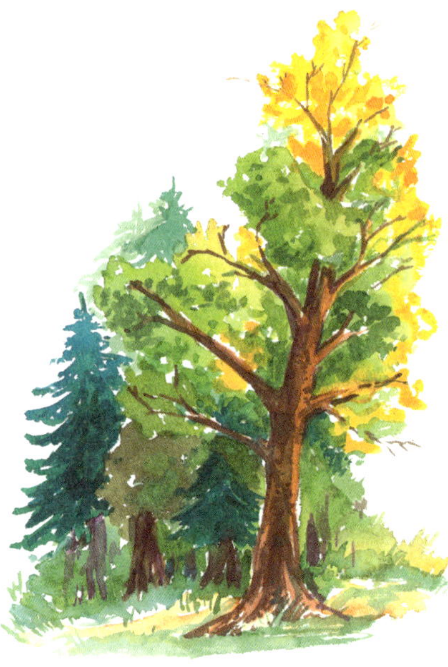

Klimaneutral
Druckprodukt
ClimatePartner.com/53203-2106-1003

FSC
www.fsc.org
MIX
Papier aus verantwortungsvollen Quellen
FSC® C006655